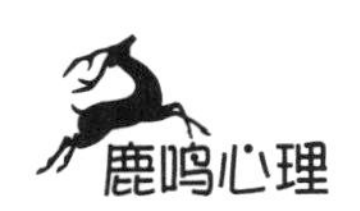

心理咨询师系列

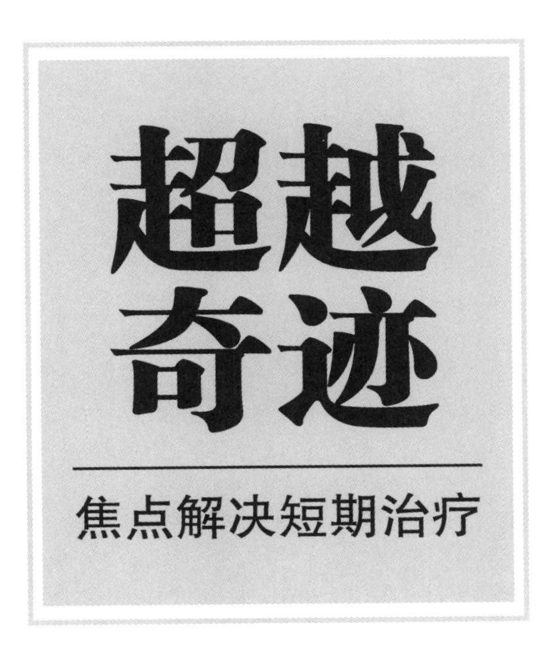

More Than Miracles
The State of the Art of Solution-focused Brief Therapy

[美] 史蒂夫·德·沙泽尔 / Steve de Shazer　[美] 伊冯·多兰 / Yvonne Dolan
[美] 哈里·科尔曼 / Harry Korman　[美] 特里·S. 特雷佩尔 / Terry Trepper
[美] 埃里克·麦克勒姆 / Eric McCollum　[美] 因苏·金·伯格 / Insoo Kim Berg◎著
雷秀雅　刘　愫　杨　振◎译

重庆大学出版社

译者序

心理咨询师在我[illegible]一个新兴的职业，我国目前的心理咨询工作主要集中于医疗、教[illegible]，在国家没有开展资格鉴定工作之前，该行业一直处于[illegible]01 年 8 月，为使这一新兴职业规范发展，我国劳动和社会[illegible]《心理咨询师国家职业标准（试行）》，并联合中国心理卫[illegible]理学会，于 2002 年 7 月共同组建了“全国心理咨询师职业资[illegible]定工作指导委员会”，负责在全国开展统一的心理咨询师职业培训[illegible]职业资格鉴定工作。译者作为应用心理学专业的教师，长期从事心理咨询师的培训与鉴定工作，在目睹我国心理咨询与治疗事业不断发展的同时，也痛感我国心理咨询师职业发展中存在的问题。这些问题集中表现为心理咨询师的培训与鉴定亟待进一步规范化，具体表现为：心理咨询师资格考试培训中理论培训环节的不系统性，过于仓促，实践培训环节的缺失，资格取得后对咨询师的督导与再培训的不规范，等等。正因为如此，译者非常高兴地接受了重庆大学出版社的委托，完成了《超越奇迹——焦点解决短期治疗》的翻译工作，希望通过这本书将“焦点解决短期治疗法”全面系统地介绍给我国的读者，期待此书对于提高我国心理咨询师的专业技能起到一定的积极作用。

本书是关于焦点解决短期治疗法的一本著作，该疗法兴起于 20 世纪 80 年代末期，经过 20 多年的逐步发展和完善，形成了目标明确、耗时短和见效快等显著特点。而此疗法在我国的发展则刚刚起步，亟须国外相关书籍和资料的引进，翻译本书的想法由此而来。

本书用较少的篇幅，对焦点解决短期治疗法进行了概括化的介绍，突出其区别于传统疗法追根求源的风格，充分彰显其目标明确、耗时短和见效快的优点。而绝大部分篇幅，则是结合实际案例，分别阐述治疗的不同阶段所用的不同方法，为读者展示了该疗法的详细步骤和注意事项，可读性很强，也易于理解。

本书的主要内容是描述焦点解决短期治疗的一些显著特点及其实际应用。整本书以一个完整的治疗过程为轴，逐章叙述焦点解决短期治疗法这种疗法的特点、使用方法以及注意事项。因此，我们可以说，这是一本旨在介绍应用技巧，为初学者提供入门指导的大众性读物。

本书浅显易懂，脉络清晰，深入且全面地为我们介绍了 SFBT 这一疗法，是学习 SFBT 必备的手册。书中有大量的案例，能够帮助读者更好地理解 SFBT 的基本理念及操作方法，同时还引用了很多的例子，来让读者更清晰地了解作者的理念与思想。作者并不是在生涩地说教，而是呈现出一个现象，让读者有自己思考、理解的余地，这与 SFBT 的核心理念也是一致的。并且，书中还专门提到了关于 SFBT 可能有的一些疑问，这能很好地避免初学者误入歧途，也能使人们重新认识 SFBT，更好地理解 SFBT 的核心思想。

希望读者通过这本书，能够进一步地了解SFBT这一疗法，并把它运用到实际生活中。这并不仅仅是一种专业的治疗方法，其中所包含的世界观、处事方法都是我们在日常生活中加以应用的。这本书给我们一个新的视角去看待自己目前存在的问题，让我们不去关注于过去、消极的东西，而是关注现在、积极的东西，减少对过去的分析，而更关注问题如何解决，这对于解决当前的问题是很有帮助的。

另外，也许已经有一些读者对SFBT有了一些固有的看法，那也希望你来仔细地看看这本书，相信这本书会给你一个满意的答案，会让你重新了解SFBT，更深入地理解这一疗法的内涵。

综上所述，本书的受众面较广，该疗法的初学者可以以此为指导，慢慢学习和掌握焦点解决短期治疗的要点和精髓，为进一步的学习和实践打下较好的基础，而经验丰富的治疗师也可以用此书作为参考，为治疗实践提供帮助。另一方面，本书所体现出来的焦点解决短期治疗法一些突出的优点，也可以为使用其他疗法的治疗师吸收，达到取长补短、相互借鉴的目的。

当然，要想系统性地掌握该疗法，仅仅靠这一本书不可能做到，还需要大量相关资料和实践经验的补充，因此，广大读者可以将本书当作一把启发之匙，从而进入焦点解决短期治疗的殿堂。

告诫：这本书是对传统思维模式的一种挑战。当你读完这本书，将很难以与过去相同的方式去思考语言、焦点解决短期治疗法，或是心理疗法。

序　言

我的老朋友兼导师，已故的史蒂夫·德·沙泽尔促成了《超越奇迹》这本书的完成。在这项工作结束不久，他就离开了人世。所以，在本书的开始，我们想向大家介绍一下他。

关于史蒂夫·德·沙泽尔

作为一位反对传统和富有创造性的天才，史蒂夫·德·沙泽尔以其最低纲领主义哲学思想著称。他认为变化是我们日常生活中不可避免和动态化的部分，同时发现解决方法不一定必须与问题相关。

从20世纪70年代末期开始，他和他的妻子、同伴以及长期合作者，因苏·金·伯格一起，花了将近30年的时间致力于形成和改进这种后来得到国际广泛认可的方法，即焦点解决短期治疗法，也就是本书的主题。他在全世界进行演讲，同时供职于多种国际刊物的编委会。

除发表了为数众多的文章之外，史蒂夫·德·沙泽尔还出版了5本具有深远影响的著作：《短期家庭治疗的模式》《短期治疗中解决方法的关键因素》《线索：短期治疗中解决方法的探究》《将改变带入工作》及《语言本来就是魔术》，被翻译成14种语言，影响深远。作为密尔沃基短期家庭治疗中心的创建人之一，他于1978—1989年期间担任中心主任，并在生命的最后16年内担任资深副研究员。

尽管我跟随史蒂夫·德·沙泽尔学习了近20年的时间，但是观察他会见来访者的过程始终都是一种富有启发的经历。他的访谈模式听上去简单，但实际操作起来非常困难：他通过谨慎并且有针对性的用语，在表达对来访者尊重的同时，给予他们希望。和妻子因苏·金·伯格一样，他使这一切看上去非常容易。

因为用词的准确和谨慎，史蒂夫·德·沙泽尔与来访者的沟通风格很自然地被界定为简约主义。然而，他会用一种不同的方式来倾听来访者的表达，即对来访者充满敬意，我想要描述的正是他对这种方式专业的关注度。他所做的不仅仅是单纯地对来访者的最好情况做出假设，还包括一些更加困难但明显更尊重来访者的方面：刻意避免在假设的基础上随意解释行为，或是在解释的基础上作出假设。

根据多年来对史蒂夫·德·沙泽尔访谈过程的反复观看，我的感受是他非常喜欢沉默这个技巧，并且很擅长在治疗中使用。尽管SFBT以“针对未来的疗法”著称，其关注的是问题的表层，但是通过回答史蒂夫的问题，来访者依然能够得出非常详细且重点明确的生活回顾。来访者和治疗师会对来访者的生活经历详尽地梳理一遍，目的是发掘或鉴别重要的例外之处（当问题没有出现或者减少的时候）以及建构解决方法时所必要的资源。

关于这本书

尽管史蒂夫·德·沙泽尔和我第一次谈论写这本书的事情是在2003年的7月，但我认为，它真正开始于数月之后我们当中的几个人（特雷佩尔、麦克勒姆、科尔曼和多兰）向他请教关于焦点解决短期治疗模式“补充最新资料”的详细情况的时候。作为经验丰富的焦点解决治疗师，有一点我们非常好奇：史蒂夫最推崇的哲学家——路德维希·维特根斯坦的那些开创性的观点是如何与SFBT相结合的，更实际的说法就是，我们如何将这些观点有效地应用到来访者、督导和学生群体中。在SFBT理念的指导下，我们的目标非常现实：希望自己的工作变得更好。

在一次每月固定举行的研讨会期间，史蒂夫会在非正式的场合亲切地与我们会谈，我们都非常兴奋！其后，只要时间允许，我们就会碰面，通常是通过网络的方式进行的。因苏·金·伯格也非常亲和地向我们提供了一盘她工作的录像带，里面附带着价值极高的现场解说，而且只要时间允许，她就会和我们见面。因为哈里·科尔曼住在瑞典的玛尔摩，所以他一般都是通过视频和电子邮件与我们联系。而我们面对面的会谈是在我们（我的丈夫特里·S. 特雷佩尔和我）位于印第安纳州的哈蒙德的家中举行的。

我们的团队（德·沙泽尔、伯格、麦克勒姆、特雷佩尔和科尔曼）花费了大量时间观看记录治疗过程的录像带，甚至用更长时间与其他人讨论。讨论经常持续到很晚，于是我们会各自做些别的事情，比如散步、准备晚餐（如果我们不在工作的话，史蒂夫和我就会进厨房做饭）、整理桌子还有刷盘子，然后在壁炉旁喝茶。因为大部分时间我们都会录像，我能记录下很多谈话期间的内容，所以本书的各个章节都有这种结合治疗记录的注释和笔记。

当你读这本书的时候，你也许会注意到我们（作者）的声音偶尔会有部分重复，就像他们真实的交谈那样。我们故意选择保留原始“声音”，目的是让我们多样化的个人交流风格和现实的研讨会中的保持一致，而非刻意编辑出风格上的改变。这点体现在有些章节比较简洁而另外一些章节则显得较长，以及不同地方的语调和语言的选择会有所不同上。

例如，那些进入我们研讨会的人很可能会记住德·沙泽尔那温和优雅的句子和精炼的幽默，你也会“听到”伯格和蔼的、细致的意见以及饱含对来访者尊重的乐观，还有麦克勒姆的求知欲望，多兰的实用，特雷佩尔的眼光和麦克勒姆的批判性的思考。然而，为了减少不必要的注意力分散，我们尽量避免指定讨论主题，除非是在与内容明确相关的情况下。现在我们邀请你加入这个非同寻常的、不带强迫性质的会谈中来，探讨SFBT的最新进展及其同维特根斯坦哲学观点之间的奇特关系。通过阅读本书，你会仿佛置身于令人惊奇的心理治疗会谈中，“偷听”治疗师的现场解说，甚至偶尔会听到一些哲学家所说的话。

下面让我来介绍一下我的“小伙伴”吧，所有成员都是长期的朋友和同事。这个一脸胡子，穿着爱尔兰渔民外套，长得有点像肖恩·康纳利（英国电影明星）的男人，就是史蒂夫·德·沙泽尔。而这个身形娇小、可爱，穿着红色夹克，平静地坐在皮椅子上的就是因苏·金·伯格，一位享有世界声誉的心理治疗师、演讲家和培训者，密尔沃基的短期家庭治疗中心的创始人之一，发表和出版了许多SFBT方面的论文和著作。坐在另一边的是埃里克·麦克勒姆和特里·特雷佩尔，埃里克是弗吉尼亚州工业大学的老师，而特里是普渡大学家庭学习计划的主任。那个我们坐在电脑前通过因特网与之交谈的人是哈里·科尔曼，医学博士、儿童心理治疗师、培训者以及SFBT的督导，他对研究一种能使SFBT更容易学习的写作方式有特殊的兴趣。哦，那个手托放满热气腾腾茶杯的盘子，正从厨房中走出来的人就是我，伊冯·多兰。你可以看出我是多么的享受这一切：观看治疗录像，和几个最好的朋友兼同事围坐在一起吃东西，其中的一位还是我的丈夫——特里·特雷佩尔。（当写下这些文字时，我感到很舒适，在以后的岁月里，当我重读这本书时，就能再一次回到这个研讨会之中。当然，我会一直欢迎你跟我一起。）

我希望，当你读到这儿时，你也会坐在一把舒适的椅子上，像我一样，被这种氛围所包围和感染。最后，当你在阅读这本书时，我真心希望你（就像每当我们开始新的努力时，史蒂夫·德·沙泽尔经常提醒我们的那样）“读得开心”！

伊冯·多兰

作者简介

史蒂夫·德·沙泽尔　社会工作学硕士，是焦点解决短期治疗（SFBT）的创始人之一。他发表了多篇学术论文，出版了5本具有开创性意义的书籍，包括《短期家庭治疗的模式》《短期治疗中解决方法的关键因素》《线索：短期治疗中解决方法的探究》《将改变带入工作》及《语言本来就是魔术》。他的著作被翻译成14种语言，在世界上有着广泛的影响力。2005年9月他逝世于奥地利维也纳。

伊冯·多兰　文学硕士，已经出版了5本关于焦点解决短期治疗方面的著作及发表了多篇学术论文，有30余年的心理治疗师经验，并在全球范围内进行焦点解决短期治疗的演讲和学员培训工作。

哈里·科尔曼　医学博士，在瑞典的玛尔摩经营一家私人诊所，主要对象为家庭、儿童、成人和夫妻。他在很多地区从事心理健康以及相关领域的焦点解决短期治疗的督导和培训工作。在1996年私人执业之前，他一直从事儿童和成人的精神病学研究。作为一名医生，他是儿童和青少年精神病学领域的专家，同时还是一位家庭治疗师及家庭治疗的督导。他的著作是《谈论奇迹》（瑞典语，1994），在www.sikt.nu.上有免费的英译版。

特里·S. 特雷佩尔　哲学博士，普渡大学卡鲁门特分校家庭学习中心主任，心理学教授，婚姻和家庭治疗教授。他是美国心理学会（APA）院士，美国婚姻和家庭治疗协会（AAMFT）临床领域的成员和合法督导，美国性特质教育者顾问和治疗师协会（AASECT）正式的性问题治疗师，美国性学委员会成员。他还担任《家庭心理疗法》杂志的编辑，华利出版社“行为和社会科学”图书计划主编，是5本畅销书的合著者，并经营一家家庭心理学方面的私人诊所。

埃里克·麦克勒姆　医学博士，注册临床社会工作者（LCSW），注册婚姻和家庭治疗师（LMFT），教授，担任位于福尔斯彻齐的弗吉尼亚州工业大学婚姻和家庭治疗计划临床主任。作为一名研究心理健康领域30余年的专家，他在过去的12年中主要涉足物质滥用领域的研究和训练。埃里克·麦克勒姆博士和特里·S. 特雷佩尔博士共同创作了《物质滥用的家庭解决方法》一书，介绍了对成人和青少年物质滥用问题进行家庭治疗时焦点解决方法的应用。他和同事桑德拉·斯蒂斯博士、卡伦·罗森博士一起，对发展和检测针对家庭暴力问题的焦点解决夫妻治疗模式做出了开创性的贡献。

因苏·金·伯格　社会工作学硕士，和过世的丈夫史蒂夫·德·沙泽尔，都是焦点解决短期治疗这种新治疗模式的创始人。她是享有世界声誉的心理治疗师、演讲家和作家，是位于密尔沃基的短期家庭治疗中心（BFTC）的执行董事，全世界SFBT治疗师培训的总负责人。作为一位多产的作家，她已经发表多篇阐释焦点解决模式的文章，并出版了多部著作来说明其在临床、社会服务和其他方面的广泛应用。她的著作被翻译成多种语言，主要包括《解决方法的访谈》《解决方法的故事》《以家庭为基础的服务》《逐步的解决方法》《儿童解决方法的工作》《持久解决方法的短期辅导》。伯格还供职于《婚姻与家庭治疗》《家庭心理学与咨询服务》《社会中的家庭》及《家庭进展》等期刊的编辑委员会。她是焦点解决短期治疗协会的创立者，是美国婚姻与家庭治疗协会的注册成员以及合法督导，同时也活跃于婚姻与家庭治疗威斯康星分会和欧洲短期治疗协会等机构。

CONTENTS

目 录

第一章

简短的概要

焦点解决短期治疗（Solution-Focused Brief Therapy，简称 SFBT）是短期治疗的一种新尝试，其主要特征是治疗关注未来，目标明确。SFBT 兴起于 20 世纪 80 年代，是由美国威斯康星州密尔沃基市的短期家庭治疗中心（Brief Family Therapy Center）的创办者史蒂夫·德·沙泽尔、其韩国裔夫人因苏·金·伯格、他们的同事以及来访者共同发展起来的。作为一种归纳性疗法，SFBT 的特点是强调训练，注重实践，而非仅仅留在理论上（Berg & Miller, 1992 ; Berg & Reuss, 1997 ; de Shazer, 1985, 1988, 1991, 1994）。创立者用多年的时间来观察治疗过程，仔细记录来访者的行为、问题和情绪，并最终引导他们概括和完成最终可行的解决方案。

研究者们将那些与来访者进步过程和解决方案紧密相关的问题详尽地记录下来，并将它们与焦点解决治疗结合起来，而那些无关问题则没有被记录。自此，SFBT 成为短期治疗中最前沿的疗法，传播到全世界，在经济、公共政策和教育等领域都产生了重大影响。

SFBT 的基本理念

SFBT 不仅有坚实的理论基础，而且具有很强的实效性。究其来源可以大体分为 3 部分：位于美国加州的帕洛阿尔托市的心智研究所（Mental Research Institute，简称 MRI）和催眠心理治疗大师弥尔顿·H. 埃里克森的早期研究、英国哲学家维特根斯坦的观点以及佛教思想。在 SFBT 的实际操作中，存在有很多理念，它们既可以充分地展现出这种新疗法的特点，也可以视作是这种疗法的原则。

没有问题就无须治疗。这是 SFBT 最重要的理念。如果来访者自己已经解决了问题，那么我们采取干预的理论、模式和哲学背景则都不重要了。去干预一个已经被解决了的问题情境是非常不明智的选择，这些道理显而易见。但在现实中，尽管来访者的问题已经得到改善，但许多心理疗法依然鼓励继续治疗。例如，为了追求“进一步的发展”而去“巩固成果”，或是寻求“更深层次的思想和结构”，SFBT是非常反对这种做法的。没有问题就无须治疗。

如果治疗有效，那么就深入下去。这条理念与上一个相似，依然遵循“不干涉”的原则。如果来访者已经自行解决了问题，那么治疗师的主要任务就是鼓励来访者在原有的基础上更进一步。SFBT的治疗师只需评价来访者的方法是否有效，而并非去评判其质量如何。接下来，治疗师的另一个角色就是帮助来访者对改变其现状抱有期望。当治疗师充分了解了来访者在改进过程中不同时期的行为和反馈，任务才算真正完成。只有充分了解是什么起了作用，来访者才能取得更多的进步和成功。

治疗如果没有效果，就要及时尝试其他方法。作为最重要的3个理念之一，它意味着效果才是评判一个治疗方案的真正标准，其余都是空谈。人类有个奇怪的天性，即我们总是倾向于通过重复过去的问题来寻求解决之道，然而这些问题往往是之前就没有得到解决的。心理治疗也是如此。当来访者的情况没有得到改善，很多理论往往将失败归结为来访者，而非自己去检讨理论或操作方法的不足之处。SFBT则不是这样。如果来访者没有完成家庭作业或是没有通过考核，那么我们就会放弃这种方法，转而寻求其他的解决途径。

“滚雪球”效应。SFBT的建构模式包含了很多连续、可控的步骤，一旦其中某个环节发生变化，就可能会产生一系列连锁反应。在没有导致整个治疗崩溃的前提下，这些变化反过来对治疗过程的其他方面产生影响，继而改变全局。因此，在实际情况下，那些起作用的细微环节能有效地帮助来访者逐渐平稳地达到预期的改善效果，并最终取得治疗的成功。

解决方法不一定必须与问题直接相关。几乎所有的心理疗法遵循的都是按部就班地去解决问题的理念，SFBT则有所不同。SFBT首创了这样的治疗理念：当问题解决之后，来访者的情况会发生怎样的变化。为了完成这个目标，治疗师和来访者需要通过认真细致的甄别，找出哪些预期的解决途径会出现于治疗过程中的哪些阶段，或是可能会出现在今后治疗的哪些阶段。这就形成了一种全新的治疗模式，即对于来访者问题的根源和性质，或是来访者的病理特征和人际关系失调，治疗师会花很少的时间去了解与分析这些问题，甚至根本不去关注。虽然以上提到的因素可能会对来访者的行为产生影响，但根据 SFBT 的理念，现在和未来怎么做才是最重要的。由此可知，SFBT 是一个与其他疗法形式迥异的心理治疗模式。

解决问题和描述问题的语言不尽相同。阐述问题与解决问题时所用的语言明显不同。就像路德维希·维特根斯坦所说的"快乐的世界和不快乐的世界有天壤之别"，阐述问题的时候，语言就显得较为消极，倾向于对过去的描述（为了描述问题的来源），而且往往会表露出问题永久存在的观念来；而相比之下，解决问题时所用的语言就相对积极，充满希望，着眼于未来，同时表明问题是暂时性的。

问题不会一直存在，"例外"就是解决之道。这个理念是依据问题的暂时性原则而来，反映出 SFBT 中一直坚持的干预手段——寻找"例外"。来访者总是展现出问题的"例外性"，即使是在非常细微的地方，这些例外之处也可以被充分利用，来导致来访者作出一些改变。

未来是可创造和改变的。这个理念为 SFBT 提供了坚实有力的基础。人类不能简单地被定义成历史、社会阶层和心理诊断下的行为集合体。在社会建构主义的理论支持下，这个理念表明，未来是充满希望的，人们自己才是命运的建筑师。

SFBT 的理论基础来源于二十世纪五六十年代的家庭治疗和弥尔顿·H.埃里克森的研究（Haley，1983）。史蒂夫·德·沙泽尔和其夫人因苏·金·伯格都与帕洛阿尔托市的心智研究所联系密切。当研究所的研究者们主要关注问题的形成和解决时，密尔沃基的短期家庭治疗中心则已经着手探寻不同的治疗方法。由于种种原因，现在的 SFBT 可以视为一种系统性的疗法。首先，由于来访者囊括了个人、夫妻和整个家庭，SFBT 的治疗通常显得很系统化，治疗师会根据问题的暴露者来决定哪些人需要在会谈中出现，无论谁需要帮助，都会被关注。其次，SFBT 的系统性还表现在它的治疗过程是互动的，来访者的问题和“例外”往往涉及其他人，如家庭成员、同事或朋友等。再次，SFBT 的系统性还表现在，一旦细微之处发生变化，随之而来的往往是更为突出的改变，而且这些变化一般是相互影响和联系的。

治疗师的角色

SFBT 中，治疗师的角色和任务与其他很多心理疗法不同。SFBT 承认在安排治疗过程时，存在不同的角色划分，但是这种角色区分更倾向于平等和民主，而非强制。SFBT 几乎从不对来访者进行判断和评价，同时避免对来访者的想法、期望和行为作出任何解释。治疗师的作用更应该被看作是去拓展而非限定解决方法的可选择性（Berg & Dolan，2001）。SFBT 的治疗师用一种“非常温和的方式”引导整个会谈，即“站在身后的指导”（Cantwell & Holmes，1994: 17–26）。治疗师应该“轻抚来访者的肩膀”（Berg & Dolan，2001: 3），为其指明思考的方向，避免对来访者解释、劝导、阻止或强制推进治疗。

治疗的主要原则和技术

主要干预技术

采取积极的、正向的和聚焦于解决方法的立场。治疗师决定了治疗过程中非常重要的方面，即基本的方向和立场。治疗的总体态度必须是积极的、尊重的和充满希望的。SFBT 还存在一个基本假设，即相信人们自身有强大的自我恢复能力，人们可以利用这种能力做出改变。此外，SFBT 的核心信念是相信绝大部分人拥有充分改变自我的能力、智慧和经验。在 SFBT 的体系中，其他治疗模式中所谓的“阻抗”被认为是人们自我保护的心理机制或是对自身现实需求的一种延缓与谨慎，抑或是治疗师的过失，换言之，是治疗师对来访者作出了不符合其实际情况的干预。这些假设使得治疗更趋向于正向，而非严格进行角色区分（就像之前提出的，SFBT的治疗师一直秉承“站在身后引导”的理念）；趋向于合作，而非对抗。

关注来访者过去的解决方法。SFBT的治疗师发现，很多人在不同的时间、地点和情境下，已经自行解决了大量问题。虽然同一问题有可能再次出现，但关键在于人们已经解决了自己的问题，即使是暂时性的。

注重“例外”。就算来访者之前没有成功解决问题的方法可以拿来重复使用，大部分人也会有一些现成的例子是关于自己问题的“例外”情况的。这种“例外”是指某一次某个问题按理应该会出现，但实际上没有出现的情况。过去解决问题的途径和这些“例外”之间的差异很小但是意义重大。从某种意义上说，之前的解决方法可以看作是家庭通过自己尝试得出的，但因为一些原因，没有将这种行之有效的方法进行下去，以至于完全弃之不用。“例外”是代替问题本身而表现也来的，但这通常是来访者无意间的举动，他甚至都不明白自己为什么会这样做。

是提问，还是指导和解释？当然，提问是任何一种心理治疗模式中用于和来访者交流的重要手段。治疗师通过提问的方式，来了解来访者的背景、检验治疗初步阶段的效果、了解家庭作业的完成情况等。SFBT治疗师，则将提问看作最主要的交流工具和干预手段，直接给来访者布置任务，对其不合理之处提出质疑，并且避免作出任何解释说明。

提问时，是关注现在与未来，还是关注过去？SFBT治疗师提问的关注点总是落在现在和未来上。这就反映出了一条基本原则，即在解决问题时，关注那些已经产生作用的因素，以及来访者对生活有怎样的期望，才能使问题得到较为完善的解决，而不是紧紧抓住来访者的过去经历和问题的根源。

赞许。表扬是SFBT一个相当重要的部分。当治疗师倾听（换言之就是理解）和关注来访者表达信息的时候，认可他们所做的努力和理解他们的困难，会极大地鼓舞来访者，激励他们自我改变（Berg & Dolan，2001）。赞许能让来访者认识到自己所做的哪些内容是有效的。

逐步鼓励来访者继续努力。治疗师通过表扬营造一个积极的框架，然后研究一些以往的解决方法和“例外”，以此鼓励来访者在原有的基础上更进一步，或者让来访者尝试自己去改变——通常会把这称为一个“试验”。SFBT 的治疗师通常都依据来访者先前的解决途径和“例外”来作出治疗的进一步建议并布置任务。因为来访者更熟悉自己的问题所在，所以这个过程应该在双方讨论的过程中制订，而不能仅仅依靠治疗师去完成。

具体的干预方法

关注会谈前的改变。在首次治疗的开始阶段，SFBT 治疗师通常会问：“从咱们电话约见后，你发现自己有变化吗？”这个问题有 3 个可能的答案。第一种可能是来访者说没有任何变化。在这种情况下，治疗师仅仅需要继续展开治疗活动或是以这样的问题开始治疗：“今天我该怎么帮助你呢？”或是“咱们要做些什么才能使此次会谈有效果呢？”

第二种可能是来访者说自己的情况正在开始改变或是已经好转。这时，治疗师就会问很多与这种变化相关的细节，并要求来访者尽可能详尽地回答。这样开始的“解决式谈话”，相对强调来访者的自身能力和恢复能力。这时，治疗师可以这样问：“如果这种变化持续下去，与你的期望相符么？”继而为来访者提供一个具体、积极并力求改变的目标。

第三种可能的回答是情况几乎和以前一模一样。这时，治疗师可以这样问：“情况没有变糟，这是不寻常的事么？”或是“你是怎么做到保持一切没有改变的？”类似这样的问题可以用来收集过去的解决方法和“例外”的相关信息，并可能将这些信息引入到“解决式谈话”的治疗模式之中。

制订以解决问题为核心的目标。与很多心理治疗模式类似，一个清晰、具体、针对性强的目标也是 SFBT 的重要组成部分。治疗师可以及时制订阶段性的目标，而非长远的目标。更重要的是，鼓励来访者自己规划和制订目标，也是一种非常好的解决问题的途径，要避免出现来访者完全不参与这个过程的情况出现。例如，对于一件需要尽可能描述其细节的事，最好将目标制订为“我们希望儿子在与我们说话时态度好一点”，而不是“我们希望孩子不要对我们大喊大叫”。如果从解决问题的角度来制订目标，则更易于对目标进行评判，完成目标也会变得更简单。

奇迹问句。有些来访者在阐述目标时就存在很大的困难，更别说让他们提出具体的焦点解决的目标了。这种情况在问题相对比较复杂的家庭和情况严重的来访者身上表现的尤为突出。他们甚至会认为描述目标会在一定程度上降低问题的重要性和他们的痛苦程度。奇迹问句是一种干预方式，它在询问来访者的目的时表示出对他们问题的重视，同时又能引导来访者提出较为细化的、具有可操作性的目标。

在干预的过程中，具体用语是不同的，但基本措辞如下：

> 接下来，我想问你一个比较奇怪的问题。（停顿）这个问题是：（停顿）我们会谈结束以后，你会回去工作（回家、回学校），会去完成今天没做完的事，例如照顾孩子、准备晚餐、看电视、给孩子洗澡之类的事情。然后就到了该睡觉的时候了。自己的房间很安静，你会很快进入梦乡。午夜时分，奇迹将会发生。今天困扰你，让你来同我会谈的问题已经解决了！但是因为你睡着了，并没有意识到是因为奇迹的出现而使你的问题迎刃而解。第二天早上醒来时，你会发现自己身上发生了变化，然后惊奇地说道：“哇，一定是发生过什么，困扰我的问题不见了！”（Berg & Dolan, 2001: 7）

对于这个问题，来访者会有很多不同的反应。他们也许会感到不解，也许会说他们不知道这是怎么回事，也许会笑。然而，当他们有足够的时间去思考这个问题时，会发现当问题得到解决时，一些具体的方面可能会发生变化。而他们接下来的具体反馈往往可以用来当作治疗的目标。与此同时，这些反馈可以让治疗师了解到来访者所期望的生活的一些细节，这些细节可以反过来解释来访者以前解决问题的方法和“例外”。

在对夫妻、家庭或团体的治疗中，治疗师可以单独向一个人提出这个问题，也可以向整个群体提出。如果是向个人提问，那么每个人都会给你自己的回答，其他人可能会针对他的回答作出不同反应。治疗师会对每个人的“奇迹”给予鼓励和支持。如果是向夫妻、家庭或团体等群体提问，群体成员可能会共同完成他们对自己群体“奇迹”的描述。SFBT 的治疗师要让家庭成员间保持一个合作的态度，帮助他们建立阶段性目标，并给予鼓励。（关于“奇迹问句”及其用法的更多细节会在后面章节中阐释。）

评量问句。不论来访者的具体目标是其直接给出的，还是通过回答奇迹问句给出的，接下来，都会用到 SFBT 中的一个重要的干预手段，即将目标评量化。所谓评量化，就是划分一定的等级。治疗师在提出“评量问句”时，通常会涉及以下几个方面：等级从 0—10，或 1—10 ，当你初次预约咨询的时候，你的情况属于哪个等级？现在又是怎样呢？当“奇迹”发生以后，又会属于哪个等级呢？换言之，即治疗到什么时候才算“成功”？下面以一对夫妻为例，该对夫妻是以改善夫妻之间的交流为目标的。

治疗师：我想要做的是将问题和目标划分等级。我们现在将等级 1 定为从不交谈，只是不停争吵和相互指责。而等级 10 则是你们不停地交流，沟通完美，从未争吵。

丈　夫：这完全不现实。

治疗师：这只是一个想法。那么，你们觉得你俩之间最坏的情况是等级几，也许就在来我这儿之前？

妻　子：我觉得非常糟……我不清楚……也许是 2 或 3 吧。

丈　夫：是的，我也觉得是 2。

治疗师：好的。[记录下来。] 你的等级是 2 或 3，你是 2。那么现在告诉我，当治疗成功后，你们觉得等级几是令人比较满意的结果？

妻　子：我觉得 8 比较好。

丈　夫：当然，10 是最完美的，但这不现实。好吧，我同意，8 是让人满意的答案。

治疗师：那你们认为现在的情况符合等级几？

妻　子：我觉得好一些了，因为他同我一起来了，我能看出他在努力，我想，也许是 4 吧。

丈　夫：这么说真让人高兴。我没想到她会说这么高，我想应该是 5 吧。

治疗师：好的，你认为是 4，你认为是 5。你们都同意 8 是治疗成功后的等级，对吧？

这种干预主要有两层含义。首先，这是焦点解决疗法的一种评估策略。也就是说，治疗师和来访者如果在每次会谈中都加以应用，会以此来评估当前的咨询进展到了哪个阶段。其次，它本身就是一种有效的干预，因为这样可以让治疗师关注来访者以前的解决方法和"例外"。同时，当新的变化出现，咨询师也可以及时记录下来，正如在首次会谈之前来访者所发生的变化一样，每次会谈之间的变化也会出现 3 种结果：情况有所好转；原封不动；比以前更坏。

如果来访者自我评定的等级变高了，即第一次会谈之后取得明显进步，治疗师就会表扬并鼓励来访者，然后设法获取他们如何取得进步的更多细节。这样做不仅是为了支持和巩固这种良性的改变，还是一种明显的驱动力，鼓舞着来访者取得更多进步。如果来访者的等级没有变化，治疗师应该及时表扬来访者能维持他们的改变，或是没有让情况变得更糟。治疗师或许可以这样问："你是怎样做才使情况没有变坏的呢？"有趣的是，这个问题常常会使来访者说出自己并未意识到的改变，在这种情况下，咨询师可以表扬来访者，鼓励并支持他有更大的改变。

治疗师：玛丽，上周你们的交流等级是 4，那么这周呢？

妻　子：[停顿] 我想应该是 5 吧。

治疗师：5！噢，真的么？这才一周的时间啊！

妻　子：是的，我想我们之间的交流要比上周好。

治疗师：你们是怎么做到的？

妻　子：我想这是里奇的功劳吧，这周我说话，他都尽力去听了。

治疗师：太棒了！你能举一个例子么？

妻　子：就拿昨天来说吧，他平时工作的时候，都是一天给我打一个电话……

治疗师：我很抱歉不得不打断你一下，你刚才是说在工作的时候，他一天给你一个电话。

妻　子：是的。

治疗师：我只是有点惊讶而已，因为不是每个丈夫都会每天给妻子打电话的。

妻　子：他一直都是这样的。

治疗师：你喜欢他这样吧，不希望他改变这一点吧？

妻　子：当然不希望。

治疗师：好的，请继续。你刚才谈到他给你打电话的事。

妻　子：一般他很快就会挂电话，但是昨天不同。我告诉他我遇到的一些问题，他很耐心地在听我说，很关心的样子，并且给了我一些建议。这真棒！

治疗师：所以，对你来说，这正是你想要的那种沟通吧。你在谈论事情的时候，他能倾听并且出谋划策，是这样吧？

妻　子：是的。

治疗师：里奇，你知道玛丽喜欢你打电话给她么？你知道对于她来说，这样能使你们俩的关系等级上升吗？

丈　夫：是的，我想是这样。这周我一直在努力地尝试这么做。

治疗师：很好！在改善交流方面，你们还采取了哪些措施呢？

通过这个例子，可以看到治疗师是怎样通过提出评量问句的方式来了解来访者的治疗进展的。治疗师会收集到越来越多关于来访者自身改变的信息，这些信息会提高来访者的评量等级。同时，这也会很自然地使治疗师去建议这对夫妻继续尝试那些有效的做法，比如丈夫继续保持给妻子打电话的习惯，继续保持那种对妻子有好处的倾听。（后面的章节将会提到更多有关“评量问句”的细节。）

建构解决方法和“例外”。在谈话过程中，SFBT 的治疗师会用大部分的时间来留意来访者过去解决问题的方法、“例外”和目标。当来访者说出这些之后，治疗师应用极大的热情去加以肯定与支持，以此来重点强调这些内容。接下来，治疗师要做的就是使谈话的重点一直保持在与解决方法有关的方面。当然，这需要一系列与传统的焦点问题疗法不同的谈话技巧。焦点问题疗法的治疗师关注的是导致问题发生或正在使问题继续的征兆，这些征兆是以前并没有发现的；而 SFBT 的治疗师则关注那些之前没有被注意到的来访者进步的标志及其使用到的解决方法。

母　亲：她一直不把我放在眼里，每天放学回家，就直接进自己的房间，就当我是空气，谁知道她在那里做些什么。

女　儿：那是因为你说我们老是吵架，所以我就回自己房间，这样我们就不会吵了吧。

母　亲：看到没有，她也承认她就是在避开我。我不知道她为什么不能像以前那样，跟我谈论学校里或其他的事。

治疗师：稍等一下，她什么时候总是跟你聊天的？阿妮蒂娅，你回家总跟你妈谈论学校的事，大概是哪段时间？

女　儿：经常这样啊，上学期一直就是这样的。

治疗师：能给我一个具体的例子么？

母　亲：我可以举一个。上周就有这么一个例子，她的科学项目入选了，她很激动。

治疗师：能提供一些细节么？那天是星期几？

母　亲：应该是上个星期二。

治疗师：她一回到家……

母　亲：她一回到家就很兴奋。

治疗师：当时你在干什么呢？

母　亲：和往常一样啊，在准备晚餐。我看见她那么高兴，就问她怎么了。然后她告诉我她的科学项目被学校选上参展了。

治疗师：哇，那真是件很荣幸的事啊！

母　亲：是的。

治疗师：那接下来怎么样了呢？

母　亲：我们谈论了这个，她把事情完完全全地告诉了我。

治疗师：阿妮蒂娅，你还记得这件事么？

女　儿：是的，这是上周的事，我的确很高兴。

治疗师：你觉得那是一次很好的交流吗？

女　儿：是的，这正是我想要表达的，我并不是总是回自己房间。

治疗师：上周那次谈话有什么特殊的地方，使你们之间更容易交流？

母　亲：因为她那时很高兴。

女　儿：我妈专心地听我讲话，没有去做其他的事情。

治疗师：哦，谢谢你们，这是一个非常好的例子。我是不是可以这样说，如果阿妮蒂娅告诉妈妈那些有趣且对她来说很重要的事，而妈妈你耐心地听她说完，不去做别的事，这就是你们想要的交流吧？

女　儿：是的，就是这样。

母　亲：我也同意。

在这个案例中，治疗师做了很多事。首先，她仔细地倾听，去寻找问题的突破口——问题本来可能出现但却没有发生的例子。其次，她紧紧抓住这个突破口，不断地重复和强调，来获取更多的细节，并鼓励来访者的做法。最后，她用这样的问题“如果让这种‘例外’发生的次数更多，你们的目标会达到吗？”来连接他们的目标（或“奇迹”）和“例外”。

应对的问题。如果来访者报告问题没有好转，治疗师有时会提一些问题，来应对这种情况，例如“你是怎么做才使情况没有变得更糟的？”“这听上去很难，你是怎么应对这样的情况的？”

有什么地方是我遗漏的？在会谈中间休息，再次和来访者会谈，或是转而寻求另外一种治疗方案时，有时也在会谈期间，治疗师会问来访者：“还有什么是我遗漏的吗？”或“还有什么需要我去了解的么？”

中途休息和再次会谈。很多家庭疗法会鼓励治疗师在会谈快结束时休息一下，通常治疗师会利用这段时间和同事以及督导小组之间进行交流，他们往往观察了整个治疗过程，然后给出意见和建议。在SFBT中，一般也提倡治疗师在结束会谈前休息一下。如果有治疗团队在的话，他们会给治疗师反馈，给予来访者一些表扬，并根据来访者的实际能力、以往的问题解决方法和问题的“例外”，给整个干预方案一些建议。如果没有团队，治疗师仍然需要中断一下去理顺思路，为可能的尝试想出赞美之词和具体办法。当咨询继续进行时，治疗师会将这些内容传达给家庭成员。

治疗师：我想告诉你们的是，我的团队想向你们表达的一些看法。妈妈，他们觉得你很关心你的女儿。做母亲的确很难，你非常清楚和重视你有多爱她，多想帮助她。尽管工作和家务事很多，家里还有一个生病的孩子需要照顾，但你仍然抽出时间来我们这儿，他们对此表示非常的理解。阿妮蒂娅，我的团队很欣赏你在改善家庭情况上表现出来的责任感，他们想让我告诉你，你很聪明，表达能力也很强，是很棒的一个“科学家”。你对家里发生的一些小事的关注可能会导致一些改变，这正是科学家所做的——观察事物是为了改变它，不管事情有多小。总之，他们想对你们俩说很多很多。

女　儿：[似乎很满意的样子。] 哦，谢谢！

做一些新的尝试与布置家庭作业。许多心理疗法都倾向于在治疗中安排家庭作业，以此巩固治疗效果，因而绝大部分作业是治疗师布置的。在 SFBT 中，治疗师通常会在会谈接近尾声的时候，建议来访者在下次会谈之前选择完成一个可能的新尝试。这个尝试应该建立在来访者已经在做的（“例外”）、正在思考和感受的基础上，因为这些能引导他们直面目标，完成目标。另一种选择是让来访者自己设置家庭作业。以上两种方法都遵循这样一个理念，即来源于来访者自身的要比来源于治疗师的好，理由如下：第一，来访者自己表达的，不论是直接的还是间接的，都是他们自己熟悉的事物。很多其他的疗法在布置家庭作业方面并不完善，其主要原因在于家庭成员对作业本身就很陌生，导致他们要进行更多的思考，做更多的事情才能完成作业（这通常被认为是“阻抗”）。第二，来访者更喜欢给自己布置那些已经有经验的（过去的解决方法）或是他们所期望去完成的任务，这与来访者自身目标和解决方法更密切相关。第三，来访者自己安排作业能降低他们对外界干预的阻抗，无论外界干预的出发点有多好，都会或多或少地让来访者有些阻抗，但是 SFBT 并不关注阻抗（事实上，把这种现象看作是一种天性使然的自我保护过程，使人们谨慎而又缓慢地进行自我变革，而不是一种心理疗法的产物），当来访者开始自己安排家庭作业时，成功的可能性就会大大增加。

治疗师：在结束今天的活动之前，我想让你们考虑一下家庭作业的安排。你们觉得让你们自己给自己布置任务，会怎么样呢？

女　儿：也许是我们多聊一会儿？

治疗师：能再具体一点吗？

女　儿：就是放学回家后，我会试着多同她交流，而她要放下手中的事听我说。

治疗师：我觉得这样不错，因为这正像你们上周所做的那样。那么妈妈，你觉得怎么样呢？这是个好的家庭作业么？

母　亲：是的，很不错。

治疗师：好，那就让我们再确定一下。阿妮蒂娅会试着同你谈论更多事情，而你则要放下手中的活儿，认真听她所要告诉你的事。还有什么要补充的么？

母　亲：不用了，这样很好。我只需要停下正在做的事，我想，听她说话很重要。

治疗师：好的，这就是你们上周改善关系时所用的法子。这就是留给你们的作业。下周我们再来看看会有什么变化。

有两点需要强调：首先，是要求这对母女自己制订家庭作业而非治疗师强迫她们这样。其次，她们制订的任务是根据之前的解决方法和“例外”自然形成的。这是很正常的现象，也是 SFBT 的治疗师所倡导的。但是，就算来访者提出的方案不是根据这两部分得到的，治疗师也要尽可能去支持，因为关键点在于作业是来访者自己提出的。

上次我们会谈后，哪些方面得到了改善，哪怕只是一点点？在每次会谈之初，治疗师通常会询问来访者从上次会谈到现在，来访者的问题有了哪些进展。很多来访者会报告一些显著的变化，治疗师就会引导他们尽可能详细地描述这些变化；一部分来访者会说没有任何变化，治疗师就应该去发掘他们维持现状的原因；当来访者报告情况变得更糟糕时，治疗师就应该去了解他们是怎么阻止情况变得不可收拾的，因为无论他们是怎么做的，他们都应该继续这种努力而使情况没有变糟。所以来访者的这些努力应该成为治疗师赞扬的重点和提出新尝试的源头。会谈过程中，在谈论了许多来访者的改善之后，治疗师会要求来访者给自己的进步（关于解决方法的）评量等级。如果等级比以前要高，那么治疗师就会表扬他们的进步，并帮助其明确如何保持这种进步。

在会谈中的某些阶段，可能是刚开始，也可能是结束后，治疗师通常会间接地检查来访者家庭作业的完成情况。倘若完成了任务，而且的确收到了成效，即任务帮助来访者更接近他们的目标，治疗师则给予赞许；如果没有完成，那么治疗师则不去管它，或是转而询问来访者做了什么更有用的事。

SFBT 与认知行为疗法等其他治疗模式不同的地方在于，作业本身不能导致改变，所以没有完成作业并不代表什么。如果来访者没有完成任务，可能有以下几种原因：一是一些现实情况阻碍了作业的完成，如生病或工作；二是来访者发现作业没有效果；三是在两次会谈之间，作业与治疗目标不是直接相关的。无论哪种原因，任务的安排并没有问题。如果来访者完成了作业，但情况没有得到改善，甚至变得更糟，治疗师一般会按照来访者想要的方式去处理。

SFBT 的适用性

焦点解决疗法是目前最流行，适用范围最广的疗法之一。它建立在信任来访者自我恢复能力的理念的基础上，根据来访者过去解决问题的方法和“例外”来制定策略，适用于几乎所有的心理问题，被广泛应用于临床，包括家庭疗法（McCollum & Trepper, 2001）、伴侣治疗（Weiner-Davis, 1993）、性虐待的治疗（Dolan, 1991）、药物滥用的治疗（Berg & Miller, 1992; de Shazer & Isebaert, 2003）和精神分裂症的治疗（Eakes, Walsh, Markowski, Cain & Swanson, 1997）。同时，还出现了很多以焦点解决思想为指导的自助书籍（Dolan, 1998），而焦点解决疗法也在逐步代替传统的心理疗法，应用到社会服务机构（Pichot & Dolan, 2003）、教育部门和学校（Rhodses & Ajmal, 2001）以及商业系统（Caufman, 2001）的实践中。

SFBT 效果的验证性研究

相对于应用的广泛性，SFBT 在临床操作和其他社会系统方面其效果的验证性研究还比较缺乏。根据此领域最为全面的记录，金格里奇和艾森加特（2000）评述了 15 个关于 SFBT 的实证性研究。有 5 个研究，其来访者的问题得到了有效控制，其中 4 个研究发现 SFBT 的效果要比没有治疗或一般性治疗好，剩下的一个研究认为 SFBT 在对消极情绪的干预效果上和人际关系疗法一致。另外，10 个研究是表明来访者的问题没有得到有效控制或是在干预方法上存在问题的，但均认可 SFBT 的疗效。金格里奇和艾森加特最后陈述道，虽然这篇评论为 SFBT 的有效性提供了初步的支持，但很显然，还需要更多的研究，尤其是临床试验研究来支持该疗法的有效性。

小　结

SFBT 是转变传统心理治疗方法的一个范例，改变了自弗洛伊德以来所有传统心理疗法关注问题形成和问题分析的固有模式。SFBT 利用来访者自身的能力和恢复能力，关注他们过去的或是概念化的解决方法，通过一系列的干预手段，鼓励来访者去做更多的尝试。SFBT 可以用来解决很多与家庭有关的问题。它看似简单，实则复杂，和其他所有疗法一样，要求干预技巧达到很高的熟练程度。目前已经存在关于 SFBT 效果的初步研究，但仍需要更多的，特别是临床验证性的研究成果来支持。

第二章

我感到非常困扰

来访者玛格丽特，20出头的年纪，是个很吸引人的姑娘。她提到的“医学博士哈里·科尔曼”，是她之前的治疗师，而伊冯·多兰则是她当前的治疗师。

伊　　冯：真的感谢你能来见我，你甚至都不知道我叫什么。

玛格丽特：[笑。]

伊　　冯：那么，接下来要怎么做才能使你觉得时间没有白费，让你觉得在这儿是值得的呢？

玛格丽特：你知道，我很感激哈里，他让我学会为自己考虑。你懂我的意思吧？

伊　　冯：是的，我了解。

玛格丽特：好的。每次见哈里，我都有新的收获，因为他总会让我发现：“哦，好的，我是该好好想想那件事了。”

伊　　冯：也就是说，与哈里的会见使你发生了一些改变，对吗？

玛格丽特：我想是这样。

伊　　冯：如果我们花时间来探讨哈里是怎么使你改变的，你觉得有必要么？

玛格丽特：嗯，这个我不确定。

伊　　冯：嗯。那么让我来确认一下我是否真正搞清楚情况了。当我问你什么是有用的时候，你说是开始学会为自己考虑。这是好事。

玛格丽特：是的，是的。

伊　　冯：那么我们要怎么样度过这段时间，才能让你在这次会谈结束后，将要走出这扇门时觉得“喔，我在这儿有所收获”？

玛格丽特：[笑。]是的，我现在需要帮助，我要怎么处理我现在的状况呢？

伊　　冯：嗯……

玛格丽特：我真的觉得自己很困扰，不知道该去做些什么。

就像维特根斯坦指出的："问题的形式是'我不知道自己的路在哪里'。"这段对话"仅仅是将一切呈现在我们面前，并没有任何形式的推理和解释——因为一切都是明摆着的，没有什么需要解释"（PI:126）。

伊　　冯：嗯。那你总该有个应对的方法吧？

[注解] 在谈话的初始阶段，治疗师通过提问来获取反馈。以提问的方式为基础建立治疗师和来访者之间的信任，这是SFBT的一种方式还是治疗师的个人风格？SFBT在不依赖提问的情况下，还能顺利实施么？

在这里重要的是来访者如何回答治疗师的问题，通过观察史蒂夫·德·沙泽尔、因苏·金·伯格、吕克·艾斯巴尔特、伊冯·多兰以及其他治疗师的治疗过程，不难发现，提问似乎都是治疗的重要组成部分。当然，如果来访者不需要提问的方式就能做出良好的反馈，那样更好。

玛格丽特：嗯，我真不知道。我不清楚哈里有没有告诉你……

[注解] 为了使交流更有效，一种治疗技术通常需要经过治疗师根据当前经验进行筛选和过滤。当然，由于治疗师的个人特点和背景，在会谈的时候，这种技术往往会变得明显带有个人特色，而且目的性更强。这不仅仅局限于一般性质的谈话，在特定的情况下也是这样。那么你是怎么做的呢？

你必须尽可能地使用来访者的原话，并且只关注他们已经告诉你的信息。

伊　　冯：没有。
玛格丽特：任何关于我的事……
伊　　冯：是这样，我所关心的……
玛格丽特：嗯。
伊　　冯：是我刚才问你的那些。
玛格丽特：好吧。

伊　　冯：所以我猜，他要参与进来的话……

玛格丽特：[笑。]

伊　　冯：必须得到你的同意。但是我想要问你的是……

玛格丽特：好的。好的。

伊　　冯：需要发生些什么？同时，如果我们今天进展得很顺利，那么当你离开这儿的时候，你能得到一个关于如何有效地应对当前情况的主意么？

玛格丽特：是的。

伊　　冯：那好。因为我知道你不是很了解我，所以请告诉我，我要去了解哪些情况，才能让你觉得舒服呢？

玛格丽特：[笑。]

伊　　冯：就是达到你很满意的那种程度。

玛格丽特：好的，嗯，我英语不好，但也许……

伊　　冯：噢，玛格丽特，你的英语很好。我几乎不会瑞典语和丹麦语，所以你的英语让我很佩服。

玛格丽特：好的。

伊　　冯：顺便问一下，你是怎么学英语的？

玛格丽特：开始是在学校，后来因为经常旅行，所以……

伊　　冯：去哪些地方？

玛格丽特：我去过澳大利亚。

[注解] 关于来访者的过去经历，SFBT的初学者常常会忽视这样的一个问题：来访者未提及的问题与他们提到的问题都同样是重要的信息来源。那么怎样教学生发现那些漏掉的信息呢？“未知”的立场能帮助人们学习这种技巧。而且这样还能帮助我们了解孩子的发展过程和生活经历。例如，母亲谈论孩子的方式就能让我们知道他们之间的关系如何。

伊　　冯：喔，我的天啊。

玛格丽特：还有亚洲、美国和新西兰。

伊　　冯：哇，我对此并不奇怪。你喜欢旅行？

玛格丽特：我想是这样。

伊　　冯：哇。

玛格丽特：好吧，我会尽量去尝试的。我和一个男人有3年的恋爱关系。我们都吸毒。

伊　　冯：嗯。

玛格丽特：我们经常吵架，和他在一起真不容易。所以今年4月的时候，我来到这个大家庭，这个为“瘾君子”和……

伊　　冯：哦。

玛格丽特：……有问题的人服务的地方。

伊　　冯：嗯，嗯。你是怎么决定的？

玛格丽特：哦，首先，我……我的生活就是……我害怕任何事，我吸了不少毒品。

伊　　冯：所以你决定有所行动，加入这个家庭？

玛格丽特：是的。

伊　　冯：喔，是在4月份吗？

玛格丽特：是的。

伊　　冯：所以你进步了？

玛格丽特：是这样的。

伊　　冯：嗯。

玛格丽特：我也离开了那个男人。

伊　　冯：也是4月份的事？

玛格丽特：是的，但现在的问题是，我忘不了他，又和他有了电话联系。

伊　　冯：哦，这样啊。

玛格丽特：现在的大家庭不知道这件事。

[注解] 她对现在的大家庭说谎了，回到了那个和她一起吸毒而且虐待她的男人身边，这是危险的，然而你却没有直接面质这个问题，这是为什么？

事实上，我非常害怕她重走老路，但是因为我曾经治疗过成瘾者，所以知道要从道德层面来跟她解释这个问题，例如："如果你家人知道你撒谎了，他们会有什么感受？"这并不能马上刺激她拒绝回到那段滥用毒品和被虐待的恋情当中。相反，我继续问她一系列问题，激励她自己去寻找关于"回到虐待她的男朋友身边和滥用毒品之中"这件事不正确的理由。在适当的情境下问来访者问题，例如关心她的人会怎么说，能让她将注意力放到自己的回答上，这比直接给来访者一段长篇大论要更适合和更有效。

伊　　冯：嗯。

玛格丽特：对我来说，这真是一个很严重的问题。我真的很害怕自己会回到他身边，到时候我……我不知道会发生什么。

伊　　冯：唔，是不是可以这样理解，你很害怕你会回到他身边，而且你不知道跟他或是你现在的家庭、或是你自己会发生些什么。

玛格丽特：嗯[笑。]。我想是不知道自己会怎么样，但是，我也会伤害到我的家庭。我知道所有人都非常担心我会回到他身边。

伊　　冯：这么说这个家庭真的很关心你。

玛格丽特：是的，是的。

伊　　冯：哦。我猜，如果他们对此感到担心，这是不是意味着他们不想你受到任何伤害？

[注解]治疗师强调她过去作出正确抉择的事实以及现在会再次这样做的潜在可能性，而不是去暗示她是个经不住诱惑，要重走老路的弱者。

玛格丽特：是的，就是这样。

伊　　冯：哇。你知道这个大家庭多久了，是4月份知道的，还是在那之前就知道了？

玛格丽特：不，我从出生起就认识罗森，她是我父亲的朋友。但是我们以前从来没有过现在这样的关系。

伊　　冯：这样啊。

玛格丽特：是的。

伊　　冯：所以，这些人照顾你。

玛格丽特：是的，还有爸爸妈妈。如果他们知道我又回到过去的生活的话，他们会非常非常伤心。

伊　　冯：你认为他们会因为什么而伤心？

玛格丽特：首先，他们真的觉得那个男人对我不好。

伊　　冯：嗯。

玛格丽特：他还打我。

伊　　冯：我的天啊！

玛格丽特：是的。我爸爸也住在[小镇的名字]，所以他试图去找保罗谈谈。

伊　　冯：我知道。

玛格丽特：他想帮我们，但是没有用。

伊　　冯：嗯。

玛格丽特：我想在某种程度上，他对我来说就像是毒品。我不能……我不能停止想念他。

维特根斯坦提醒我们，像“对我来说像是毒品”和“想念”这样的感觉都是“建立在外部标准下的内部过程”。而现在围绕着这些感觉的问题是：“这在行为中是如何表现出来的？”“‘但内部世界毕竟是隐藏着的’——这难道不是同‘内部世界’这个概念一样模糊吗？”（因为考虑到内部世界毕竟是感觉加上思想、想象、情绪和目的因素等构成的。）（LWPP:959）

伊　　冯：嗯。

玛格丽特：甚至我知道这样是不好的。

伊　　冯：哦。你说你知道这样是不好的。你知道不好，却仍然想和他在一起？

玛格丽特：是的。我想我仍然对他抱有希望，希望他能改变……

伊　　冯：那么让我们来看看我理解的对不对。4月份的时候，你做了两件看上去非常重要的事。你搬到……

玛格丽特：是的，是这样。

伊　　冯：……和现在这个家庭一起生活。你离开了那个总是打你的男人。

玛格丽特：是的。

伊　　冯：那么吸毒呢？情况是不是也改变了？

玛格丽特：是的。

伊　　冯：你是怎么做的？

玛格丽特：我想，我是这么决定的，吸毒必须停止了。就像我选择完全不吸毒或只是……我知道如果继续吸毒的话，我会死掉。

伊　　冯：喔！如果你继续吸毒的话，你认为自己真的会死掉？

玛格丽特：是这样的。

伊　　冯：是这样的想法使你改变了自己吗？

玛格丽特：是的。

伊　　冯：哈哈。

玛格丽特：那时，我真的真的很虚弱，而且很瘦。

伊　　冯：嗯。

玛格丽特：但那时候我不是很在乎这些。就好像“无关紧要”一样。

伊　　冯：哦，原来如此。你是怎么从这样的想法中挣脱出来，认识到自己并不想死的？

玛格丽特：以前，我总是这样认为：对于我的父母和朋友们来说，我死了没关系，因为我只是个麻烦而已。但是后来我发现，他们是真的很关心我，是真的爱我。

伊　　冯：你真的意识到了这点？

玛格丽特：是的。

伊　　冯：你是怎么意识到这点的？

玛格丽特：因为他们从来没有放弃过我。

伊　　冯：噢！

玛格丽特：是的，他们一直那样。

伊　　冯：所以你能……是因为你知道他们始终在那里？

玛格丽特：是的，他们非常关心我。

伊　　冯：我对你说的“他对我来说像是毒品”很感兴趣。

玛格丽特：嗯。

伊　　冯：为什么这么认为呢？

[注解] 为什么问她这个问题？她会如何回答？

她已经告诉了我她想搞清楚目前的情况，以便做出决定。为了完成这个目标，我必须帮助她阐明她自己是如何看待目前的情况的。根据维特根斯坦的观点，我必须真正了解她在多大程度上知道自己的情况。同时，可以通过对细节的探索使她认识到对自身境况的知晓程度。例如，当一个人说“对我来说，他像是毒品一样”，对不同的来访者而言，有不同的意义。就像维特根斯坦所说的，一个词有很多意思，我们在考虑别人的想法时可能会得出错误的假设，对来访者意思的错误揣摩是很危险的。比如，“像是毒品”也许是表明“兴奋”。但是在她的案例中，“他像是毒品”则会让她有一种无力感。这不过是一个简单的句子，但却要仔细去理解。

更重要的是，需要询问她，他怎么像毒品了，从而引导她了解为什么不能回到那个男人身边。

玛格丽特：嗯，当我们在一起的时候，我觉得自己不能单独做任何事情。

伊　　冯：这是可以理解的。

玛格丽特：是的。

伊　　冯：那你是怎么找到办法脱离这种情况的？这真让人难以置信。听上去你同时放弃了两件事情。都是在4月份么？

玛格丽特：是这样。

伊　　冯：毒品和恋爱关系？

玛格丽特：事实上，我去年就来到这个家庭了。

伊　　冯：哦。

玛格丽特：我之所以决定停止吸毒是因为我进了医院。我心跳骤停了。

伊　　冯：我的天啊！

玛格丽特：这已经是第五次了。

伊　　冯：噢！

玛格丽特：因此我决定……

伊　　冯：真的？

玛格丽特："……好吧，我必须停止吸毒了。"但是我仍然和保罗在一起。所以，我回到他身边几周后，就又开始吸上了。

伊　　冯：嗯。

玛格丽特：所以……

伊　　冯：这就是你为什么会担心自己回到他身边的原因？

玛格丽特：我真的不知道。因为我以前总是抱有这样的信念，我知道他现在不吸毒了。

伊　　冯：嗯。

玛格丽特：我想，我们可以，可以在一起但不吸毒。

伊　　冯：哦。

玛格丽特：但是我怕到时我不能保持清醒的头脑……

伊　　冯：明白，明白。

玛格丽特：我担心我不能……如果我重蹈覆辙……我该怎么办？

伊　　冯：嗯。

玛格丽特：我真的足够坚强，能使自己走出这一切吗？我想我并没有那么坚强。所以，这就是我担心的原因。

伊 冯：嗯……[停顿。]你多久能作出一个决定？

玛格丽特：应该会很快，因为我不想丢下这里的一切，就这么离开这里，并且我会担心自己如果没有采取任何措施的话，可能会死在自己以前住的小镇上。

伊 冯：嗯。

玛格丽特：我以前也卖毒品。所以，（如果不改变的话）我现在会和那些对我没有好处的人待在一起。

伊 冯：嗯，我了解了，那么，接下来有一个比较有趣的问题。

伊 冯：如果你有个等级表，0代表你不去考虑做任何决定，10代表你对自己做出完全正确的决定充满信心，你现在是几？

[注解] 为什么这儿是问她的信心而不是直接作出一个决定？

因为根据她说的，她男朋友对她而言像是毒品，在这种情况下，她感觉自己无法做任何事情，无法听从或信任自己，这说明她对自己没有信心。相信自己对于问题的解决是至关重要的，因为从她对困难的描述上来看，在她的人格中，对自己并不信任，而没有信心会导致她从解决方案中脱离，回到老路上去。

玛格丽特：我想我正在作出错误的决定，所以大概是4。

伊 冯：那么你需要等级几的信心来使你相信自己能作出正确的抉择？

玛格丽特：也许是7或8。

伊 冯：7或8。哈里曾经问过你奇迹问句吗？

玛格丽特：是的。[笑。]

伊 冯：那么，介意我再问一次吗？

[注解] 一些治疗师在这时会对她说："让我们来作一个决定吧！"而你为什么不这么做？

如果做一个有效的决定很容易，那么她早就完成了。正是因为她还没有，所以我关注的地方在于如何使她变得自信，这样才能作出一个好的决定。她已经告诉我们的是，她能很快地作出决定，但是害怕这个决定是错误的。

玛格丽特：不介意。

[注解] 通过回答这些等级式问题，她渐渐为自己建立了一个正当的理由，以此来避免自己回到前男友身边或再吸毒。

来访者中有很多人根本不清楚毒品对他们是有害的，那么如何应对这些不够理性的来访者呢？这时，有用的方法是询问来访者如何评价他人对自己的看法。在很多情况下，例如当有人对来访者吸毒始终喋喋不休时，我们就可以提出这样的问题：如何让这个人停止唠叨。当然，当来访者多少有些不情愿停止使用毒品时，“不知道毒品是有害的”就成为他们合理的自我防御策略。只有当他们完成其他目标，或停止吸毒的确有效果时，他们才更可能发现不使用毒品是理性的、符合逻辑的选择。

伊　　冯：有时它能帮助我了解情况。
玛格丽特：好的。
伊　　冯：在这个家庭里，你有自己单独的房间吗？
玛格丽特：当然。[笑。]
伊　　冯：你喜欢这个房间吗？
玛格丽特：是的。
伊　　冯：有时，拥有自己的独立房间真的很重要。
玛格丽特：是的，是这样。
伊　　冯：让我们来想象一下，今晚你回到自己的房间，然后你和往常一样做着睡觉前的准备工作。
玛格丽特：好的。
伊　　冯：然后你感觉良好。你做着那些让自己舒服的事儿。接着你上了床。你能睡着么？

玛格丽特：不，现在不能，但是——[笑。]

伊　　冯：好的。那么你想象一开始你入睡有点小小的困难。

玛格丽特：好的。

伊　　冯：因为这对你来说是正常情况。但是渐渐的，你进入了梦乡。

玛格丽特：嗯。

伊　　冯：我不清楚你是否注意到你已经完全睡着了或是你只是刚刚入睡。但是，不管怎样，这是一次不错的睡眠。

玛格丽特：嗯。

伊　　冯：当你正在睡觉的时候，会感到很温暖，不冷也不热，就是刚刚好的那种程度。也许你正在做梦，也许没有。但是一些未知的东西进入了你的脑海，情况有了些改变。我不知道这是否是因为你的信心，还是你长久以来积累的智慧，甚至就像天使给了你一些祝福。我不知道那是什么，但是一些情况改变了，你知道如何去作出正确的决定，你知道如何作出对自己最好的决定。但是你还没有意识到这一点，因为你还在睡梦中。

最后，你醒了。你开始了自己的一天。但是你现在的信心几乎到达了等级7或8。你的家庭会注意到什么？你发现了什么，以至于你会说："嗯，再也不是4了，是7或8"？你认为自己会注意到什么，以便你知道自己的信心达到7甚至8了？会有哪些不同呢？

玛格丽特：首先，我想，在我心中，他不是最重要的了。

[注解] 你通过一些较为奇特的形式提出奇迹问句，例如谈论"不太热"和"不太冷"，"在没有意识到的情况下进入梦乡"或"一开始难以入睡，但后来渐渐睡着"。这么做是因为SFBT有埃里克森的催眠技术背景么？

来访者在一个比较舒适和安全的想象情境中能更好地回应治疗师提出的

奇迹问句，所以我特意指出她所处的环境既不冷也不热。当然，也可以不通过这种比较现实的词句，而使用其他的方式来呈现一个安全舒适的情境，例如通过治疗师放松、平和的语调，甚至是在谈话间一个合适的停顿，使来访者感到轻松舒适，这些方法在沙泽尔夫妇的治疗过程中都很常见。

另外，我需要一些现实生活的细节，比如她是否有自己单独的房间之类的，来让我的描述更符合她的实际生活。现实生活的细节是很重要的。更关键的是，我对陈述语句的选择结合了来访者的原话，尽可能诚实而尊重地反映出她最近的生活状况。只有运用引人入胜的、舒适的方式表达出奇迹问句时才算成功，这就是为什么我要求她想象一个舒服的、不冷不热的环境，甚至感受睡眠的愉悦，但同时也承认她最近睡眠状况确实并不好。

你是从哪得到的灵感，将评量问句运用到奇迹提问中去的？

如果她和我有更多的时间，我很可能会一直使用评量问句，直至问题解决。然而，我们当时的时间有限，而且她说明他需要“尽快”作出决定，因此，我就将评量问句和奇迹问句结合起来使用。

伊　　冯：嗯，你的意思是保罗？
玛格丽特：是的，是的。

[注解] 她对奇迹问句的第一个回答是：“在我心中，他不是最重要的了。”这实际上是比较消极的。有些人，特别是SFBT的初学者，很可能会认为这不是一个有用的答案，但是对你来说，这又明显很有用。这是为什么呢？

对我来说，这是一个大好的机会，可以借此来让她详细地谈谈那些替代了之前的想法的新内容。“替代”一词是很好的语言表达方式，可以使那些对奇迹问句给出否定回答的来访者直接对问题的解决方式有个很好的描述。这样看来，“他不是最重要的”是一个极好的回答，这表明她已下定决心要提高自己的信心等级，而不是降低这一等级。

SFBT的初学者和缺乏经验的治疗师们会把来访者对奇迹问句的一些回

答看作是“错误的”。治疗师的挑战在于在各种情况下都要在尊重来访者的前提下利用他的回答，同时还要允许来访者继续进行解决方法的构建过程。

比如说，来访者可能会这么回答：“当奇迹过后，我醒了，发现我买的彩票中大奖了。”这时，治疗师应该怎么做，才能使来访者回到一个比较实际的问题解决的描述中去呢?

我会很幽默地回答：“如果你真中了，能不能跟我分这笔奖金呢?”接下来，来访者无论是自然地回到对问题解决后的生活更为实际的描述之中去，还是接着我的话来谈，我都能很自然地让他这么做，我都能很舒服地让来访者这么做。

有时来访者可能回答道：“他将做一些不同的事”，那么接下来你要如何提问才能帮助来访者继续寻求问题的解决方法呢?

我会说：“让我们假设一下，他确实做了那些事，那么这时你该怎么做呢?”

伊　　冯：那你会想到用什么来替代男友在你心中的位置呢?
玛格丽特：我想任何事都行。也许是那天我要去做的事儿。
伊　　冯：你那天打算做些什么呢?
玛格丽特：嗯……
伊　　冯：嗯。和朋友一起，还是一个人，还是……
玛格丽特：嗯，比如说，我想我会去找工作。
伊　　冯：嗯。
玛格丽特：尽快，是的。
伊　　冯：所以，你也许会考虑合适的工作，是么?
玛格丽特：是的。

[注解] 如果受时间限制的话，我更倾向于继续提出奇迹问句并把它应用到评量问句中去。

伊　　冯：嗯。

玛格丽特：我目前正在找。但是，但是，我现在非常烦恼。所以我想再等等。

伊　　冯：哦。所以你有时觉得困扰。但是你现在正在去做，正在考虑这件事。

玛格丽特：是的。

伊　　冯：这很有趣。至少你还在考虑这方面的事。

玛格丽特：但是感觉上像是有什么东西阻挡了我一样。

伊　　冯：当然。你也知道，现在也许还不是时候。但是你正在考虑工作的事。

玛格丽特：是的。

伊　　冯：有时……刚开始是有时？

玛格丽特：不是。

伊　　冯：当你起床的时候？

玛格丽特：不是。

伊　　冯：你正在考虑这事。所以当奇迹或是祝福之后，也许你首先会想想其他的事。也许是计划，也许是你正在做的事情。还有什么其他的改变能让你说："啊，这比7或8更高"？

维特根斯坦说："但是我怎么才能知道我要去做什么，如果……如果当我走上街，发现一切都和过去完全不同了，也许我会继续前进，融入其中。我会因此表现得和以前截然不同。"（LWPP:200）

玛格丽特：嗯，我想情况会发生变化也是因为他们现在不知道我在想什么。他们不知道我和保罗保持了联系。我不喜欢说谎，但是我……我感觉自己像是对他们说谎了。

伊　　冯：嗯。

玛格丽特：事实上，我的确撒谎了。

伊　　冯：嗯。

玛格丽特：所以……

伊　　冯：所以如果你处在等级7的话，嗯……事情将会怎样？你将做什么来代替说谎？

玛格丽特：我想那样的话，和他们说话和相处要容易得多。现在我的表现就像是“不要问我任何事”。

伊　　冯：所以他们会发现你与他们聊的内容变多了？

[注解] 你在这儿做了个改变，由询问来访者的发现转换到询问玛丽莲（那个家庭中的人）的发现，这是为什么呢？

结合来访者周围人的观点与反应来提问，可以将来访者的治疗性转变与其现实生活更具体地联系在一起，此外，当来访者将来确实做了他所描述的事情并得到了他人的反馈时，这个问题也为他提供了进步的方向。我们知道她早晚都会和玛丽莲聊天，因为她俩住在一起，而且一般来说女人都倾向于互相倾诉。

玛格丽特：是的。

伊　　冯：大体上可以这么说。

玛格丽特：是的。因为我确信玛丽莲，那个家庭里的女成员，已经注意到我不对劲了。

伊　　冯：因为你这么安静？

玛格丽特：不是真的很安静，但是我不喜欢谈论我想要去做的或是我正在考虑的问题，因为那样的话我会说更多的谎。

伊　　冯：啊哈。所以她会注意到你开始谈论关于未来的计划？

[注解] 类似这种关系导向问句，即帮助来访者了解他人立场的问句，是SFBT中不可或缺的一部分吗？

是的，我们尽可能地将这类问题整合到会谈过程中。这不仅能帮助来访者详尽地描述问题的解决方法，并且当来访者阐述不清自己想要咨询的问题，或是其期望或需要达到的咨询目标时，关系导向问句也会起到一定的作用。然而，有很多来访者无法仅通过独自思考自己想要什么以及如何知道自己的情况已经好转。这样的问题来描述出他们所期望的治疗效果。而当治疗师要求来访者去阐述其他人发现了什么情况是表明情况好转时，他们往往做得非常好。

玛格丽特：是的。

伊　　冯：当你能和她谈论这些的时候，有什么变化吗？

[注解]为了回答这个问题，来访者给自己的诚实找到了很好的理由。往往来访者自己得出的结论要比治疗师说的有效得多。

玛格丽特：啊，我想，当你诚实的时候，是……你会变得更开心和……

伊　　冯：嗯。更开心。你是怎么感觉到的？我的意思是，你会在心中感觉到它？还是你通过其他的方式感觉到它？

玛格丽特：是的，我能感觉到它在我心中。现在我想……在晚上我想这些事情……以前我有段时间呼吸困难，非常焦虑，不停地抽着烟。然后……

伊　　冯：嗯。所以你会想起你能轻松呼吸的时候……

玛格丽特：是的。

伊　　冯：你感觉……更开心一些，更轻松一些，是吗？

玛格丽特：嗯，是的，也许。但是我的意思是，我和他保持联系不过一个月的时间，所以这还不是那种大变化。

伊　　冯：嗯。这就是你保持着等级4的原因？因为你和他联系的时间还不久？

玛格丽特：是的。但是，我仍然害怕，因为一周的时间情况就会改变很多。

伊　　冯：嗯。

玛格丽特：就像一开始，我也许每周只给他打两个电话。现在，我每天要打给他两次。

伊 冯：哦。所以，无论你作出怎样的决定，当你通过神奇的改变后，信心达到了7，有哪些其他方面会发生变化，让你了解自己的等级是7？如果你每天打给他两次代表4，那么当你处在7时，又是怎样的情况呢？

玛格丽特：我根本不想给他打电话。

伊 冯：真的吗，这样是一个好的7？

玛格丽特：是的。

伊 冯：这真是一个巨大的变化。

玛格丽特：[笑。]是的，就是这样。

伊 冯：哦。

玛格丽特：因为我知道我做不到……我做不到。我只能……我只能放下所有事。我不能每周只给他一个电话，因为那样的话我觉得我失去了其他所有的东西。

伊 冯：你是怎么知道会那样的？通过经验还是……？

玛格丽特：是的，是过去的经验。

伊 冯：嗯。那么当你的等级是7时，会给他打多少电话？

玛格丽特：如果我能控制住的话，每周一次是比较合适的。

伊 冯：嗯，嗯。

玛格丽特：但是，我仍需确认那样是否是正确的，那儿有我的生活，我不能重蹈覆辙。好吧，现在我觉得自己会回到老路上去。

伊 冯：关于"我有自己的生活"，是有必要探讨的。在这次奇迹中，你充满自信。而"我有自己的生活"是你自信的一部分吗？

玛格丽特：是的。

伊 冯："我有自己的生活"，会有什么标志吗？

玛格丽特：嗯，嗯。[停顿。]也许是开始工作。在这儿拥有更多的朋友。

我也有个住处……

伊　　冯：一间房子，是吗？

玛格丽特：在[小镇的名字]有间公寓。每周在那也许住上一天。

伊　　冯：你有间公寓？

玛格丽特：是的。

伊　　冯：你是怎样得到那间公寓的？你很年轻。这真让人吃惊。

玛格丽特：不，不是这样。因为当我从[小镇的名字]搬出来的时候，我的家具在那里。我不知道，你们是怎么称呼它的，社会福利？

伊　　冯：是的。

玛格丽特：哦。当我说不想搬走我的家具时，他们帮助了我。

伊　　冯：那么他们一定很信任你。

玛格丽特：是的。

伊　　冯：因为足够信任，所以帮助你。

玛格丽特：是的。

伊　　冯：我很好奇，是什么让他们如此确信？

玛格丽特：嗯，因为他们认识我很多年了。

伊　　冯：那么他们应该在某些方面了解你。

玛格丽特：是的，我也这么认为。他们很好。

伊　　冯：嗯。我好奇的是，他们了解你哪些方面，让他们得出“资助她这间公寓很值得”的结论。

玛格丽特：嗯，我知道很多毒品成瘾的人不喜欢他们。我觉得他们帮助别人会遇到很多困难。

伊　　冯：嗯。

玛格丽特：但是，我从来没有那样……那样不喜欢他们。

伊　　冯：也就是说他们注意到了你的不同？

玛格丽特：不是，我不认为自己是与众不同的。当我还是个孩子的时候，我就……我想也许我的童年是有那么一点与众不同，因为我有很伟大的父母。如果和我的朋友们比起来，我想我有一个好一些的童年生活。也许是这个带给我一些东西。

伊　　冯：嗯。听上去你已经认识到了这点。

玛格丽特：嗯，是的。

伊　　冯：那么，回到7上来吧。

玛格丽特：嗯。

伊　　冯：迄今为止，让我们来看看，工作……

玛格丽特：嗯。

伊　　冯：将会有工作。你会投入到工作中去吗？

玛格丽特：是的。

伊　　冯：去找新的朋友，还是老朋友？

玛格丽特：新朋友们。

伊　　冯：哦，新朋友。好的。是在这儿么？

玛格丽特：是的。

伊　　冯：那间公寓怎么办？

玛格丽特：嗯，我想可能会在那多待一些时间。也许我会自己做更多的决定，而不是让其他人决定我应该干什么，不应该干什么。

伊　　冯：哦。

玛格丽特：如果我能作出好的决定的话。[笑。]

伊　　冯：是在其他方面作些正确的决定吗？

玛格丽特：嗯，是的。

伊　　冯：这样能给你带来更多的信心去达到等级7么？

玛格丽特：是的，我认为是这样。

但是例外和规则无法在不破坏游戏的同时改变位置……“如果例外和规则改变了位置，那就不再是同一个游戏了！”但是这是什么意思呢？也许我们对这游戏的态度会突然改变。这是不是就像是一方的负荷逐渐变重，而另

一方逐渐变轻之后，会导致整个平衡突然颠覆呢？（RPPI:145–146）

伊　　冯：嗯。你以前作出的几次正确的决定是什么呢？

玛格丽特：嗯，我决定来这儿，而且正在为留在这儿下决心，你懂我的意思吧？

伊　　冯：你是如何做到这一点的？我想我懂。我的意思是你是怎么做到的？因为这听上去很重要。

玛格丽特：我真的很想离开。我真的很想拥有一个美好的生活，一个正常的生活。

伊　　冯：哦，这样啊。这属于7的一部分吗？

玛格丽特：是的。

伊　　冯：嗯。那经历这次奇迹之后，有什么其他的，属于这个7的范畴之内的事情是需要我去关注的吗？

玛格丽特：[笑。]没有……我不知道。啊，我不害怕了，这也是7的关键之一。现在，我好像害怕一切事情。我害怕我会做出错误的决定。我会说错话或是……

伊　　冯：原来如此。所以处在等级7时你想要感受到的以及想要去做的是不再害怕，对吗？当你不再担心这一切的时候，你会怎么做？

玛格丽特：嗯，我想，我会大笑，变得开心起来。

伊　　冯：嗯，然后你又会变得很有幽默感？

玛格丽特：是的。

伊　　冯：哈哈。这时是处在等级7，还是更高的等级？

玛格丽特：不。我想7已经足够好了。[笑。]

伊　　冯：哇。这么开心。你很有幽默感吗？

玛格丽特：我是这么认为的。[笑。]

伊　　冯：哈哈，哈哈。那么还有什么事需要我们去问哈里的呢？

玛格丽特：嗯，我真的不知道有什么特殊的事情要问他。你觉得呢？

伊　　冯：事实上，我相信你的直觉。

玛格丽特：[笑。]

伊　　冯：这么看来，也许相信你的直觉也是等级7的一部分。让我们来看看哈里有什么要提醒的内容，好吗？

玛格丽特：好的。

伊　　冯：只要你想的话，可以给我们打电话。[这里指的是在监控器后观察的整个团队。]

[暂停时间]

哈　　里：我们刚刚在聊天，说你并没有落掉任何内容。你刚才叫我参与进来？

伊　　冯：我们想知道你是否有一些想法和建议。

哈　　里：我想你已经都涉及了。你的应对思路非常清晰：她进退两难的地方在哪，她又有哪些选择，我认为这非常明确。在补充之前，我得好好考虑一下。我觉得我没有任何问题或内容是必须要补充的。

玛格丽特：好的。

伊　　冯：你想先休息一下吗？这样我们都可以去考虑一下这个问题。

玛格丽特：[笑。]

哈　　里：你还好吧？

玛格丽特：是，是的，我很好。

伊　　冯：你真是一个能说会道的女孩。

玛格丽特：谢谢。

伊　　冯：你多大了？

玛格丽特：22。

伊　　冯：我猜到了，不是通过你的外表……你看上去更小一些，但是……根据你的成熟程度，我本来以为你可能比22更大一些。

玛格丽特：[笑。]

伊　　冯：好的。还有什么需要我问的吗？

玛格丽特：没有了。[笑。]

伊　　冯：我们休息一下。你想来点什么吗？水？

玛格丽特：不用了，我还好。

伊　　冯：我们一会儿就回来。

[中途休息]

伊　　冯：你看，我记下了很多内容。

玛格丽特：好的。

伊　　冯：有几个对你的印象是所有人都赞同的。其中之一是大家都认为你是一个善于思考的人。

玛格丽特：嗯。

伊　　冯：在我们看来这对你很有用。这能从你所说的话中体现出来。我的意思是，当你想出一些事情，像你说的，是用自己的头脑想出来的，这似乎会有很大的不同。

玛格丽特：哈哈。

伊　　冯：根据你描述的，所有人都注意到，你是一个善于思考的人。嗯，你说你这段时间一直在考虑这个问题，对我们来说，这就是一个很好的理由。也就是说，这证明你在这上面花了时间。因为你希望作出对你最好的决定。

玛格丽特：哈哈。

伊　　冯：还有就是，哈，只是我个人有这样的感觉……真的希望当你还没有准备好的时候，不要急于求成，只需要慢慢来。就像你现在做的这样。

玛格丽特：嗯，嗯。

伊　　冯：因为，我不认为能多快作出决定有多重要。我个人的看法是，做你正在做的事，同时真的考虑到这件事的各个方面。嗯，有一个人指出，嗯……很多人都同意他的观点，我们说：“她正在做……”，指的是你正在根据自己的状况做出“一个很好的分析”。

玛格丽特：嗯。

“但内部世界毕竟是隐藏着的”——难道这不是同“内部世界”这个概念一样的模糊吗？（因为考虑到内部世界始终是感觉加上思想、想象、情绪和目的等因素构成的。）（LWPP:959）

伊　　冯：而这又带来了些什么？我想，带来的是思考。这是一件很有难度的事。因为在谈到这些的时候，我在听你说时有这样的感觉：这不是一个容易的决定。因为这对你的生活将会有重大影响，所以这是很困难的情境。我对自己说：“天啊，这是多难的抉择啊！这个年轻人需要作出这样一个艰难的决定，真痛苦啊！”正因如此，你必须保持理性，慢慢来，不要伤害到自己。他们也认为像现在这样慢慢地去处理这件事是你所能做的最合理的选择了。

玛格丽特：好的。

伊　　冯：还有其他一些反馈。做自己应该做的事是很重要的。仔细地考虑所有方面，你就能有足够的信心去作出正确的决定。我们认为有一点是非常重要的，那就是仅仅关注于那些意味着你在朝问题解决的方向前进的内容，例如工作，朋友，甚至是对工作的兴趣，或是一些让你感兴趣的东西，或是那间公寓，等等，诸如此类能引导你到达等级5，6或7的内容，你仅仅需要注意这些，而且必须真的去关注这些内容。

玛格丽特：好的。

如果你观察到（注意到）自己的悲伤（内部过程），你要用哪种感觉去注意它？一种特殊的感觉？一种感到悲伤的感觉？然后当你注意到它时，能感到有所不同？你正在观察的悲伤是什么，那是一种当你注意到它

时，它就在那的感觉吗？（LWPP:407）

伊　　冯：因为你现在做的一些事可能会成为你进步的标志，或许还会有其他有益于你的事情出现，对它们保持足够的重视是很必要的，就像你现在做的那样，注意要放慢速度。

玛格丽特：好的。

伊　　冯：最后一件事：我得询问一下，你是否想和哈里谈谈预约咨询的事儿？

玛格丽特：[笑。]

伊　　冯：为了进一步了解……

玛格丽特：嗯。

伊　　冯：……了解怎么进展下去。你愿意关注那些标志吧？

玛格丽特：愿意。

伊　　冯：好的。我有种感觉，你对这个问题的看法将会让我感到好奇，……但是看上去你似乎在用某种环境适应学的方式处理这个问题。你不急于作出决定肯定是有原因的。

玛格丽特：是的，的确是。我想自己过去的错误在于……我只依靠自己心里的感觉而活。

伊　　冯：嗯，嗯。

玛格丽特：这不是很好。所以现在，在我决定做任何事之前，我会尝试运用自己的大脑去思考。

伊　　冯：是的，是的。根据我对你所说的话的理解，你会好起来的。这儿马力十足[指玛格丽特的头脑]，我的意思是那有很多的知识。

玛格丽特：[笑。]

伊　　冯：孩子，我想你绝对可以同时正确地使用你的头脑和心。

玛格丽特：是的。

伊　　冯：好的。我真的很高兴能和你会谈。

玛格丽特：是的。

伊　　冯：我会告诉哈里的。我可能不会再有机会见到你了。

玛格丽特：不会的。

伊　　冯：嗯，我只是想说，我真的很相信你。我有这种直觉。每次我和一个年轻人会谈后，我都会对自己说点什么，如果我准备再见你，我可能就不会这么说了。如果我会在一两年内再碰见你，我会到那时再跟你说。但是正因为在一生中我们或许只能见这么一次，所以我想说些关于你的一些事情。你是这群年轻人中……在下一代中，你能给我希望，我只是有这种感觉。我希望你能明白这一点。

玛格丽特：谢谢。谢谢你来见我。

伊　　冯：和你见面真的很高兴。哈里马上就会回来。

玛格丽特：好的。

伊　　冯：祝你好运。

玛格丽特：谢谢。

伊　　冯：我相信你会为自己作出正确的决定。

玛格丽特：好的，谢谢您。

[注解] 通过使用评量问句，奇迹问句以及关系导向问句，你已经为来访者创造出了一个不同的语言实境，但是她会离开这个会谈，回到与此完全不同的生活中去。怎么才能让这种结合了解决方法的行为在现实生活中更容易做到呢?

通过详细回答我所提出的评量问句和关系导向句，来访者在其未来的日常生活与会谈中讨论的解决方法之间建立起了语言上与思想上的联结。当她在生活中遇见我们在之前的提问问题中所涉及的日常活动和人时，就会不断地想起自己问题的解决方法和“例外”情境。

人们希望伊冯和玛格丽特之间那一段精彩的会谈能深入她的脑海，

使她从与保罗之间那段纠结的感情中解脱出来，然后开始创造自己的新生活。那么，她究竟怎么做了呢？这次会谈之后的几个月里，玛格丽特开始在自己的公寓中待得更久，和所谓“正常”的人交朋友，还在咖啡馆里找到了一份工作。她开始在凯威尔（地名）建构自己的人生。她和保罗依然保持着关系，但是有了些有趣的改变：她告诉我她开始提问题。“你究竟想为你的生活做些什么？”保罗回答：“我难道做的还不够多吗？”她会接着说：“好吧，那么现在你想干什么？”他会回答道：“你会知道的……”然后她就不会从保罗那得到更多的信息了。在她与伊冯的第二次会谈后，玛格丽特告诉我：“这还不够好。”

她取消了第4次会谈，因为她太忙了。她的老板离开了一段时间，因此把所有的活儿都留给了她一个人，所以没有时间。

一年之后，玛格丽特的父亲和继母陪同她回到这儿。她很明白会谈之后的实际行动不仅仅是她自己的，更是他们整个家庭的功劳。他们很关注她和保罗之间的关系以及她关于保罗再次搬来跟她同住的计划。当我（哈里·科尔曼）问她现在是处于“等级几”的时候，她说当时我们用的等级现在已经不再适用了，因为她已经达到了所有她为自己设置的目标。于是在新的等级中，10代表现在的生活的确是她所期待的那样，0代表她第一次来我这儿时的状况，她处于等级7。

我问他们哪些情况变好了，当玛格丽特告诉父母情况正在往正确的方向发展时，又有什么标志。父亲和继母告诉我，她对其他人的注意力、欣赏自己的能力以及自己做决定的能力都变强了。

他们所注意到的问题是她对失败有种恐惧感，这使她陷入有害的恋爱关系中，而这是她童年时遭到父亲的背叛所造成的。玛格丽特说她并没有感到那种“被背叛感”，但是她父亲坚持这么认为。他们试图向我解释：当玛格丽特10岁的时候，母亲得了脑瘤，这让她感到很无助。父母离婚以后，玛格丽特跟随父亲生活，但那时她父亲开始（或已经）有很严重的酗酒问题（因此背叛了她）。12岁时她开始有自残行为，而在接下来的几年里又患上了厌食症。她16岁的时候，开始接触毒品，19岁时海洛因成瘾。

会谈的最后我们一致同意事情正往好的方向发展，除了没有达成更长远的一致。6个月后，玛格丽特打电话告诉我她怀上了保罗的孩子，她需要作出决定，留还是不留这个孩子。

接下来的半年里我们有过6次会谈。她去做了人工流产，几个月之内状况都不太好。她告诉我在一个场合下她又有自残行为，这是很多年来的第一次。她有严重的焦虑发作，但同时又能继续正常生活——工作，见朋友。保罗在初夏搬过去和她同居，但他们之间矛盾重重。两个月之后他因为喝醉而打了她，然后他们决定分开，保罗搬了出去。当他搬出去后，玛格丽特变得非常焦虑，但是她假装他们还在一起，这样能在一定程度上帮她缓解焦虑情绪。

她慢慢地变得稳定下来，然后情况开始改善。倒数第二次会谈时，她带来了她最亲密的朋友，最后一次则带来了她母亲。

在写这本书时，我已经7个月没有看见过她了。上周她打来电话说已经搬回出生的小镇生活，而且重返校园——正在攻读学士学位。她告诉我，当她不再想保罗时感觉非常的好，而且大部分时间她都不会想保罗。她的学习进展十分顺利，她对自己现在是一个学生感到很满意。

第三章

奇迹问句

通过多年来观察来访者、同事以及（尽管有时是自我感觉上的）我们自己“进行”焦点解决短期治疗时使用评量问句和奇迹问句的情况，我们发现了一些大家共有的“亲身”经历，在此基础上，本章将深入探讨奇迹问句在咨访关系、问题消失及发展解决方法这三种情况下的应用，主要涉及多样化细节、技术性的微妙之处以及矛盾的“简单化”几个方面。

奇迹问句的简史

奇迹问句技术是偶然出现的。因苏·金·伯格首先在一个绝望地说“也许只有等奇迹发生了”的来访者身上尝试这个干预技术（Dejong & Berg, 1998）。因苏·金·伯格和她的同事们发现了这种技术的优点，它能使来访者参与到“一旦问题消失，生活将会怎样”的联想情境中来。史蒂夫·德·沙泽尔最先将奇迹问句的基本语言描述为：

> 假如一天晚上，你已经睡着了，奇迹发生，你的问题解决了。你是怎么知道的？有什么将从此不同？如果你不跟丈夫说这件事的话，他将如何知道？（de Shazer, 1988:5）

其他焦点解决治疗师使用了相似的语言。彼得·德容和因苏·金·伯格推荐的描述如下：

> 现在，我想问你一个奇怪的问题。假如晚上你正在睡觉，整间屋子静悄悄的，奇迹发生了。这个奇迹就是：迫使你来这儿的问题已经解决了。然而，因为你在睡梦中，所以你并没有意识到发生过奇迹。所以，当你第二天早上醒来时，是什么变化让你感觉到有奇迹发生，问题已经解决了呢？（De Jong & berg, 1998:77-78）

表面简单，实则不易

用来描述的语言是非常简单的。这应该很容易，对吗？观察因苏·金·伯格这样的大师级治疗师运用奇迹问句，看上去的确不难。但是仔细研究就会发现，除了举止优雅、温和、语调安静以外，她每分每秒都关注着来访者，完全吸纳并意识到每一个细微变化和词语，不错过任何能了解到来访者想从会谈中获得什么的线索，注意任何一个针对挫折、渴望、梦想、目标、资源、力量、关系及易碎的希望等外在的或暗含的参考信息。

但是她使之看起来很容易。我们无须惊讶，表明上的轻松和实际上注意力高度集中这对看似矛盾的组合也是其他领域的表演大师们的特色。就像看音乐家马友友的表演，他演奏技巧高超，表面上看来他只是单纯的在享受演奏大提琴的乐趣，但接下来你听到的却是技巧和艺术性的完美结合，他使自己的表演看上去是如此的轻松。

事情并不像当初看到的那么简单

对于那些缺乏治疗交流技巧的初学者来说，有效地提出奇迹问句，然后根据来访者的回答做出相应的治疗这一过程好像很容易处理。但是很多人很快就会发现，事实往往并非如此。

首先，引导奇迹问句的访谈是有一些准则的，并且要求焦点解决治疗师有一定的自我约束力去遵守这些准则。当来访者开始对解决方法进行描述时，治疗师必须避免作出解释和不请自来的建议，同时必须时刻留意每个言语或非言语上的细微变化。

其次，奇迹问句需要治疗师和来访者改变其习以为常的思维模式。这是一次快速的、有示范性的转变，脱离了大多数人在心理治疗和日常生活中理解与讨论问题的方式。接下来让我们花点时间来仔细观察奇迹问句的一般建构模式。简单来说，这个理念是：

> 你睡觉的时候发生了一个奇迹——这个奇迹使困扰你的问题消失了。但这是你睡着的时候发生的，所以你不知道有奇迹出现。

怎样才能使你和你周围的人发现奇迹已经发生了？

这个模式就是因为发生了奇迹，导致你前来治疗的问题消失了。然而，直到开始看见一些证据，才会有人意识到“奇迹”发生了，所以治疗师和来访者会继续一起寻找现实生活中能够说明发生了奇迹，并且问题已经消失的证据。因为奇迹发生过的证据只能在来访者的真实生活中才能找到，所以奇迹问句也可以被看成是现实的问题。

治疗师的心态

我们认为，治疗师是否认为来访者有能力对自己向往的生活与想成为的样子进行有意义的描述，会对治疗效果产生不同的影响。治疗师在提出奇迹问句时，要相信来访者有能力完成这项活动，所提出的“奇迹”问题中也应包含这种信任，同时提出奇迹问句的方式也必须充分表达出这种信任。

当你提出奇迹问句，或是在技能训练的培训班上传授这个理念时，有一点非常重要，即你向来访者提出这个问题的方式。换而言之就是，你向来访者提出这个问题必须具备两个条件：一是你必须是真的想要听到答案，二是你必须相信来访者有能力给出一个好的答案。

有些治疗师会害怕问这个问题，因为他们并不相信来访者能作出有意义的回答。这就造成了这样一个尴尬的结果：对于正在经历严重问题的来访者来说，治疗师对他们有能力回答奇迹问句的信任程度，只能通过得到他们有效的回答来提升；但是，如果治疗师不相信来访者，那么他们根本就不会去问奇迹问句。如果我们相信来访者有能力去描述自己的问题，那么我们也必须相信他们有能力去描述自己的问题有所“改善”时是什么样子的。

多年来，在培训小组和研讨会中，我们经常听到人们这样问：“你们难道不担心这种问题会导致人们陷入不切实际的希望和对现实的否认之中吗？如果一个感染艾滋病的来访者说他将不再有艾滋病，或者一个被妻子抛弃的男人回答‘当我醒来的时候，她跟我一起躺在床上’，你们该怎么办？”

我们相信在大部分情况下，前来寻求治疗的来访者都对自己当前的现实条件有着很清醒的认识，而且能清楚地了解自己希望达到的目标是什么。此外，了解什么样的愿望将不会实现，是鉴别有用的信息并加以利用的第一步，这样就可以知道什么样的愿望可以实现。史蒂夫·德·沙泽尔讲述了一个在一场工作事故中失去左臂的来访者的故事。当被问到奇迹问句时，这个来访者回答道，当他醒来时，左臂完好无损地在那儿。史蒂夫回应道“当然”，接着他不知道该如何继续下去。接着双方都沉默着，然后那个来访者补充道：“我猜你的意思是说那些有可能发生的事。”史蒂夫点头表示同意。接下来他就开始描述起他起床后如何用一只胳膊做早餐的情景。而从此以后就再也没有关于左臂恢复的说法出现了。

显而易见的是，很多有严重疾病或遇到重大挫折的人都希望自己的生活恢复正常，变得美好起来（如“他醒来时，左臂完好无损”），当他们表达这种情绪或想法时，其实并无多大害处。当我们表示理解和认可时（“当然”），大部分人会转向一个比较现实的观点（“我猜你的意思是说那些有可能发生的事”）。

来访者知道什么是可能的，什么是不可能的。他们知道与我们谈话不会让自己的胳膊再长出来、让死去的人活过来、治愈自己或是所爱的人的艾滋病。更重要的是，奇迹问句并不完全是为了向个人或家庭指出让人“梦想成真”的奇迹会是什么，而是通过奇迹问句，发现、鉴别和再现解决来访者问题真实且可觉察到的影响因素，认识到这一点是非常关键的。

提出奇迹问句的4点理由

创造治疗目标的途径之一

焦点解决短期治疗法起源于非分析取向的短期治疗传统。所有短期治疗都有一个共同点，那就是治疗开始于结束。换而言之，就是试着去查明来访者如何才能达成他们期望的从治疗中获得的目标，以及了解什么时候治疗可以结束。奇迹问句就是治疗师最有用的提问方式之一，能帮助来访者阐述自己怎样才能知道治疗可以结束，并且还能一直为治疗师提供有用的信息。但是怎么去问奇迹问句、如何学会在谈话中把握“奇迹”的结构以及如何找寻“奇迹”对来访者现实生活的影响，这些都是十分困难的。当然，如果说这是向来访者提出奇迹问句的唯一理由（指为治疗提供目标），那么显然还有很多其他的问题也能产生同样的效果。

将奇迹问句看作一个实际发生的奇迹（或是将奇迹问句作为一次情绪体验）

通常情况下——但不是每次，被问到奇迹问句后，来访者通常会表现得好像处在奇迹发生后的情境中一样——更多的是随着治疗师经验的增长——来访者在描述时会伴随一些肢体动作，就像正在经历自己所描述的内容一样。萨拉描述道，奇迹发生后的那个早晨，她会走到梯田上，在阳光下喝茶，这时随着叙述，她的脸真的慢慢转向现实中的太阳。而维多利亚的母亲用身体姿势、表情和泪水表现出奇迹之后的早晨，维多利亚对生活的态度变得积极以后发生的事。当安娜和她母亲描述出奇迹之后她们的关系将发生变化的时候，则伸出了双臂，彼此拥抱和抚摸。

我（哈里·科尔曼）对此的感觉是，不论什么时候出现，这就像一次对“奇迹”的预演或是虚拟体验，当它发生时，我总是这样想:“这与现实多么接近啊！这些人只要回家这么做就可以了。哇哦！”这是令人震撼的经历，能激发出我们对来访者潜能的敬佩之情。

为例外做准备

在那些最有用的“例外”中，最不可能被忽视的就是那些已经发生的奇迹实例。当治疗师不断询问来访者有关“奇迹”的细节画面（即来访者期望的未来）——“奇迹发生后还会有哪些不同？”——大部分来访者或早或晚都会以“……并且它已经在前几天发生了”这样的形式来回答。对于我们而言，这没什么好惊讶的，因为来访者的“奇迹”总是有一部分建立在对未来的期望中，另一部分则与过去的经历有关。当时间比较短暂，这样的回答不会自发出现时，治疗师可以通过转换思路，提出这样的问题：“在这个‘奇迹’中，是否有一些小细节是曾经发生的事或情境？哪怕只是极小的一部分？”

因此，奇迹问句可以为在会谈中找寻“例外”做准备。

是创造一个渐进式故事的一部分

我们从来没有遇见过来访者在会谈开始时主动地告诉我们：生活是伟大的或是自己在生活中取得了进步。大部分来访者只是告诉我们一个可以被称之为“递减”的故事，即一个情况是怎么逐渐变差的故事。

但是当奇迹问句是以我们之前所描述的方式提出时，会谈就会转向正在发生的奇迹这一部分，来访者通常（在大多数情况下）也会开始描述自从他们决定寻求帮助以后，哪些方面好转了。在所有的会谈中，来访者都会谈到生活是如何变好的，甚至有些来访者会告诉我们，他们正在做哪些事情从而使生活得以改善。他们会告诉我们一个关于进步和好转的故事。他们将带着一个关于未来生活状况的渐进式故事离开治疗室。

提出奇迹问句的技巧

虽然我们会时不时地遇见那些想直观地了解怎样有效使用奇迹问句的治疗师，但在这些年的实践和推广过程中，我们也发现大部分人需要一些启发和引导。因此，我们总结了以下几条较为简单实用的技巧和规则：

1. 开始提问时，最好遵循“我想问你一个比较奇怪的问题，可以吗？”这样的思路。这就为来访者提供了一个线索，即会谈将变得与以往不同。这点是非常重要的，因为回答奇迹问句要求来访者暂时转变“谈话内容必须与现实生活相关”的假设。对于很多人来说，“回答奇迹问句这个行为会引发他们意识状态的一次重大改变。如果我们跳过这个引导性的问题，来访者可能会变得烦躁不安，有时甚至会中断会谈。问出这个问题后，我们需要等待来访者点头或是说“好的”后，才能继续会谈。

2. 接下来，我们可以说：“我们来假设这样一个情景，当我们谈话结束之后，你离开这里，去做跟往常一样的事情。等你回到家，吃完晚饭，也许会看看电视，接着做一些晚上一般要做的事情。”尽可能地选择一些适合当前来访者的细节，直到他们点头后才能继续。如果你面对的是整个家庭，那么最好轮流看着每个家庭成员，要根据母亲、父亲和子女等不同角色做出不同的陈述。或者就像史蒂夫·德·沙泽尔做的那样：看着地板或天花板，总之不要暗示谁应该第一个回答。

3. 来访者点头表示赞同后，可以继续说些这样的内容：“时间很晚了，你有些疲倦，于是上床睡觉，进入梦乡。”这时治疗师应该稍微停顿一下，等待来访者一个赞同的表示，以此确定来访者正在跟随你的思路。因为到目前为止，你还没有问来访者任何问题。你现在所做的，就是让来访者思考自己平常的生活是什么样的，晚上是如何度过的。你要让来访者在思维上离开这个治疗室，想象着自己家里的现实情况和日常生活的相关细节，因为这些正是可以发生改变和被注意的地方。

4. “然后在夜里……当你正在睡觉……一个奇迹发生了。”在这儿停顿一下是非常重要的，需要等待来访者的某种反馈：一个笑容、抬起的眉毛或是疑惑的表情。因苏·金·伯格经常聚精会神地看着来访者并保持微笑。而史蒂夫·德·沙泽尔提醒到，在这停顿一下是很重要的，但是时间不能太长，因为在这种情况下来访者很有可能会说他们不相信奇迹。*

---

*有时即使停顿非常短暂，这也会发生。我（哈里·科尔曼）通常这样回答：“我也不相信——但是你可以假装相信一下吗？”

5.“这不是一个随随便便的奇迹，它让一直困扰着你并使你来这儿求助的问题……突然一下消失了”（有些治疗师会在这儿打一个响指）。没有提及“让你来这儿求助的问题”是治疗师提出奇迹问句时常常犯的错误，这往往会导致来访者回答出含糊不清的、不现实的目标。

6.“但是因为奇迹出现时你正在睡梦中，所以你并不知道它已经发生了。”谈到这点时，来访者一般会点头同意，直直地看着治疗师身后的墙，表现出他们好像正在思考这个问题的样子。

7.“所以……你早上醒来。在夜里奇迹已经发生过了。让你来这儿求助的问题突然间消失了。你怎么样才能发现情况变得不同了？你醒来注意到的第一件事是什么？”多年的观察经验告诉我们，这时来访者通常会安静下来，呼吸变得又深又慢。同时，他们的眼睛似乎张大了一点，但目光失去了焦点。在酝酿这些问题的答案时，他们往往会继续盯着空地或地板看，有时甚至会闭上双眼。这时治疗师要做的就是放松地坐在椅子上，来一个深呼吸，耐心地等待来访者的回答。

如果这时治疗室里不止一人，他们往往会彼此相看，然后问治疗师谁先开始回答。

倾听来访者的回答

不管运用什么样的语言，只有当听到来访者的回答时，我们才会知道自己向来访者真正传达的是什么问题。密切关注来访者的回答是十分重要的，因为治疗师的后续问题必须建立在来访者回答的基础之上。在得到回应后，我们会继续追问，仔细倾听来访者的回答，然后根据来访者的回答进一步提出问题，以此来澄清并扩展来访者所描述的细节内容。

尽管来访者的个体差异，导致每个奇迹都是独一无二的，但我们所得到的大部分答案均可在一定程度上归入我们将在这部分进行探讨的各种类型之中。虽然将来访者的原话结合到治疗师的问题中总是最好的，但我们还是要给出一些实例，来说明针对不同类型的答案，治疗师该如何回应。我们将给出一些较为典型的回应方式。这里需要我们谨记的是，不论我们在提问时使用了什么样的语言，只有听到了来访者的回答，我们才能知道来访者所听到的是怎样的问题。

在听到答案前，我们不会知道我们问的是什么问题。这种说法是很有道理的，我们相信这么做能减少来访者误解治疗师真实想法的风险。如果持有“在听到答案前，我们都不知道我们问的问题究竟是什么”这样的理念，我们就有责任去尽可能有效地关注来访者的答案，也能避免重复提出相同的问题。因此，每当这种情况发生，来访者都能让我们学会如何提出合适的问题以及如何安排问题的顺序。

与此不同的是，如果来访者回答了一个我们并没有问的问题，我们就知道这个问题有被提出来的必要。此时，我们要表现得好像确实问过了那个问题那样，这能帮助我们融入到对话中去。通过这样的方式，来访者让我们学会了如何提出问题以及如何进行治疗。

来访者注意到了什么?

我们的来访者（可称她为萨拉）早晨在床上醒来。夜间有奇迹发生，那些让她来我们这里寻求帮助的问题消失不见了。起初，萨拉是怎么发现的？她是怎么知道发生了这一切的？当她早上起来，发现情况有所不同，她的感受是什么？也许最为重要的是，哪个方面是萨拉最先注意到发生了变化的，她又做了哪些与以前不同的事来表明问题已经消失了？接下来，如果当萨拉醒来，旁边有其他人，那个人是如何发觉事情有了些变化的？萨拉生活中的其他人又是怎么注意到这一点的？

就像我们以前提到的，在听到回答之前你永远不知道你问的问题是什么，如果要进行一段对话，后续的问题必须建立在来访者答案的基础上。

答案是“我不知道”或沉默

我们假设萨拉应对奇迹问句的答案是“我不知道。”（“不知道”是来访者最初回答奇迹问句时最普遍的答案之一。）我们的同事，丹·加拉格尔认为“我不知道”意味着“安静——我正在思考”（取自个人交流，2000）。多年以来，我们发现，甚至是在没有涉及奇迹问句的情境下，人们一般都会以“我不知道……”作为重要陈述的开头。例如，“我不知道……关于某某（诸如回到学校、辞职、放弃一段恋爱关系、结婚以及生孩子等），我已经想了很久了。”

我们发现，在来访者回答“我不知道”后，保持几秒钟的沉默是非常有用的。这样能让来访者有一段时间去思考。我们不用重复之前的问题（除非来访者要求我们这么做），同时我们也不要给出任何的评价、赞同或是做一些吸引来访者注意的事。我们发现在开始说其他话之前，可以在心里从1默数到6，这很管用。与此同时，避免移动，特别是点头一类的动作，这是一项很好的治疗师自我约束力的训练。更为重要的是，这可以让来访者开始理顺思路、组织语言。如果你准备记下些东西，此时也最好停下来，将你的钢笔放在垫板上不要动。倘若来访者在6秒钟之内没有作出回答，那么我们可以直接说：“这是个很难的问题。”然后继续放松地坐在椅子上，给来访者另一个6秒的思考时间。

我们不能过分强调治疗师在这段等待时间内保持沉默的重要性。但是如果你用其他方式进行交流（语言上的或非语言上的），来访者可能会产生误解，开始礼貌地等待你的下个问题或陈述，因为他们会认为该轮到治疗师继续下去了。再次强调，需要注意避免点头或是发出任何可能打断来访者回应的声音。如果你认为你没有额外说些什么，但是来访者认为你有说过，那么谈话就会陷入停顿，因为此时来访者正礼貌地等你继续说下去，而同时你也正礼貌地坐在那里等着来访者继续回答问题。

当然，一旦来访者越过“我不知道”这个回答，开始构建答案时，情况自然就会有所改变了。

答案为“不”

人们通常会在一开始时描述自己不会感觉到什么，不会做什么，不会考虑什么，或是其他人不会做什么。这是对奇迹问句的一种很自然的回答。此时可以着重强调“不”并提出“还有什么会不同？”并以此来回应他们的答案。如果来访者接下来的描述中还是带有很多“不”字，那么问他们“那你认为自己会感觉到（或想或做）什么”会变得比较有效，这能帮助很多来访者转为描述奇迹之后，他们的感觉、想法是什么，会做些什么。

我们倾向于将“感受、想法和行为”看作是同一描述中相互联系的部分。假设来访者用她将有哪些不同的感受作为对奇迹问句的回答，在这种情况下，我们会问：“当你有那种感受时，接下来你将会做哪些事，而这些事是你现在没有去做的？”在仔细倾听并理解了来访者的回答后，接着我们会问：“其他的呢？”这样至少3到4次，每次都需要认真地倾听和理解来访者的回答。

当来访者的答案是“我会有一些更积极的想法”时，我们的处理方法也是一样。在这种情况下，我们会问萨拉：“那么，当你的想法更积极时，你知道自己会做哪些不同的事吗？”或是“你猜到时候会发现自己在做些什么呢？”因为对于大部分来访者来说，描述其他人注意到自己不同的地方要相对容易一些，所以我们会问：“当你的想法更积极时，你要做些什么才会让你的（家庭成员、朋友或同事）感到你更积极了？”

那么让我们假设，经过一段较长时间的沉默和深思后，萨拉回答道：“我醒来后将不再焦虑。”

治疗师会暗暗问自己：当早上醒来时，一个人怎么才能发现这点？当一个人“不再焦虑”时，是怎样的感觉？是沮丧，还是其他一些我们用来和别人交流自身感受的词？

治疗师安静地坐着，期待地看着萨拉，耐心地等着她继续说下去。萨拉转向窗户然后接着说现在哪些方面变得……

答案是关于感受和想法的

“我会很开心地醒来，想：‘噢，多美好的一天啊……’我很期待这一天。”

治疗师重复道："开心地醒来，很期待这一天……嗯。还有其他的吗？"

"我不知道。"萨拉回答道，再次看着窗户。治疗师没有出声，耐心地等待着。过了一会儿，萨拉继续说道："我觉得自己会想要做一些事儿。"我们把它视为……的开端。

答案是关于行为的

实际且具体的行为描述恰好符合维特根斯坦对于情绪的外部参照物的要求（见第七章和第八章）。因此，这些年来我们会常常发现行为描述最容易被纳入到治疗的变化过程中去，就不足为奇了。同时，对于来访者来说，行为描述也被证明是最有效的描述方式。*对动作与行为详尽具体的描述让来访者对其在现实生活中想做的事进行了一次预演。描述越详细，来访者的经验就会越生动和"真实"，从而使描述中的行为更容易且更自然地出现在生活中。作出一个细致的行为描述也会让来访者预见到未来可能发生的改变所带来的一些好处，从而增强他们自我改变的动力。此外如果预期的行为带有强烈的意愿却又难以很快改变（如脱离长期受虐的情侣关系），那种在描述行为的过程中所唤起的积极感受将为来访者的改变提供极大的勇气和信心。

具体的行为描述也为人与人之间对行为的描述提供适当的桥梁。萨拉说她将会"想要做些事情"，那么让我们来看看治疗师是怎么回答的吧。

"想要做些什么……你是怎么发现这一点的？"

这次萨拉回答得很快："哦，我会起床，看看冰箱里有什么，然后准备早餐。接着我会叫醒安德鲁……不，他现在可能已经醒了……但是，我们会一起吃早餐。"

详细的描述也会帮助来访者去"体验"他们正在描述的事情。注意萨

---

*在相当长的时间内，对于我们来说，行为描述要比那些不确切的描述有用得多。但是现在我们不再确定这点。在拥有更多经验的情况下（通过这本书反映的一些方法的发展），我们发现在使用等级时，模糊和不清楚的描述更容易取得成功。

拉是怎么转变到现在时态的，换而言之就是“他现在可能已经醒了”这句话。

这使治疗师说出自己的疑问：“安德鲁会发觉萨拉身上有哪些变化呢？”这就引出了另一类问题。

其他人会发现什么？

人们不是海洋中的孤岛，我们生活在社会环境下。在我们的社会背景下，变化只有被人看见和认识到时才能称之为变化。在制订解决方法时，将来访者的人际关系考虑在内，是非常重要的。来访者迟早会说出一些信息让我们能借此提出这样的问题：在来访者所处的社会环境中，他们的变化是如何被人察觉到的！例如，我们会问萨拉：

> “奇迹发生后，如果你只字不提奇迹，安德鲁会首先根据哪件事发现情况有所不同了？”
>
> “安德鲁（或同事、孩子、朋友等）首先会发现你做的哪件事跟以前不同？”
>
> “他们最惊讶的是什么？”（在使用奇迹问句之后，如果来访者的描述在现实生活中得到了很好的巩固，我们会问：“假如这些都发生了，在看到这些改变的人中，谁会是最不惊讶的？”）
>
> “还有其他的么？”

很多人在刚开始回答这些问题时，会选择描述出周围的人会发现哪些事情不再出现。

让我们假设萨拉的回答是“安德鲁会发现我不再烦恼（或不再沮丧，或其他一些只能告诉我们这个人存在哪些问题的内容）。”我们会和蔼而又友好地回答她：“所以……嗯……不再沮丧……嗯……那么你觉得他看见了什么，让他觉得你不再沮丧？”或“是什么让他知道你不再沮丧（或是不那么沮丧）的？”

我们关注的是让来访者尽可能详细地描述出哪些事情能向朋友和家

人说明：我发生了改变，问题已经得到了解决。以“不”开头的回答基本上只能反映出来访者所存在的问题，却不能反映出来访者想要的是什么。我们需要倾听的是来访者的情绪、思想和行为。我们通常会要求来访者想象：当自己只字不提时，其他人会发现什么？下面再举个例子。我们会问萨拉：

“奇迹发生后的第一个早晨，在你没有告诉安德鲁的情况下，他会最先发现什么事情，从而知道你感觉好多了？”

萨拉想了很久，直直地看着窗户，然后回答道：“他会发现，我没有等着让他先发话。他会发现我会想要做些事情，而不去管他想做什么。”

治疗师带着疑问重复道：“他会发现你掌握了主动权？”

“是的……”萨拉回答道：“现在，没有他我就什么也干不了。我只是等着他说他想做什么，然后不管我想不想，我都会跟着去做那件事。反正也没什么有趣的事情，所以我也无所谓，他是知道这一点的。*

治疗师：奇迹之后，会有什么不同吗？

萨　拉：他会发现我想做些事，他会注意到我变得开心并且自信了。我会提出一些建议，然后就那么去做了。我并不关心他对此的看法。

治疗师：他会怎么发现这一点？

萨　拉：他会看见我正在笑，也许我会主动给他个拥抱，也许我会谈一些其他的事情。

治疗师：比如说？

萨　拉：任何事情都行啊。我读的书或者我告诉他我想去见我的朋友，任何事。

*大部分治疗师接受的训练是尽可能地查明来访者的问题是什么及其成因。这很容易诱使治疗师关注于萨拉为什么如此“依赖他人”，或她的情侣关系为什么会这样。如果只是简单地凭借直觉，我们就会去关注这些内容。然而，萨拉的回答并没有表明她需要谈论这个问题。本来就是这样的——人们倾向于通过这样的方式来回答奇迹问句：即描述出当前状况与他们期待的状况之间的区别——由此引出后续的问题。

这引出了另一种系统化的焦点解决问题。

你们之间发生了什么？

我们存在于与他人的互动中。在大多数情况下，我们通过其他人的反馈来了解自己。人与人之间的互动可以给描述带来更丰富、更充实和更深层次的含义。根据这一点，在会谈过程中，我们会通过询问萨拉以获取更多细节："安德鲁会如何反应？""他真的会很高兴。"她大笑着回答道。让我们来看看这段对话是如何继续的：

治疗师：哪件事最先让你知道他注意到了你的变化？

萨　拉：这需要一些时间。那天早上他是不会相信的，所以他很可能会用奇怪的表情看着我。

治疗师：是怎样奇怪的表情呢？

萨　拉：就好像他非常的好奇。他会有些半信半疑，但不敢有任何评论。[她的脸上洋溢起灿烂的笑容，然后继续说下去。]他几天之内都不会妄加评论。但是他会想和我一起去做我提议的事——去沙滩上散步，或是其他的事。他会听从我的安排，而且似乎会更高兴一些的样子。这对他来说很难——一直都是我服从他。[她看着地板，再次变得忧伤起来。]

治疗师：更高兴一些，嗯……你是怎么从他身上发现这点的？

萨　拉：他不会对我那么小心谨慎了，我会从他眼中看到更多的喜悦。[在继续说下去之前，她思考了一会。]这将是他所有的表现方式。没有什么防备，更为直接一些。他在各方面都会变得更主动。[她微笑着与治疗师对视而望。]

治疗师：听上去不错。[萨拉点头，然后两人都笑了。]

当然，不是每个人都会像萨拉这样回答奇迹问句。有时，答案会更复杂一些，就像接下来的这类答案一样。

答案是“事情和其他人会变”

偶尔会有来访者在回答奇迹问句时给出不现实的答案。我们认为，在多数情况下，这说明来访者没有做好充分的准备来回答这个问题（目标不清晰），或是在对这个问题的理解上出现一定偏差。在发生这种情况时，有的治疗师会不知所措。这里我们将给出一些行之有效的建议。

治疗师在陈述和重复奇迹问句时需要保持必要的灵活性。例如，在20世纪80年代末期的密尔沃基短期家庭治疗中心，一位夫人在回答史蒂夫·德·沙泽尔所提出的奇迹问句时，是这么说的：“如果我的前夫不再喝酒——那才是奇迹。”史蒂夫笑着回答道：“是的。”短暂的停顿后，这位夫人开始描述起当他们的孩子去看她的前夫时，他对孩子的态度会发生怎样的变化。史蒂夫及时地插嘴道：“这个奇迹仅仅发生在你的屋子，而不是他的。”在这次“澄清”之后，她的回答就详细而且清晰得多了，她开始谈论自己怎么改变对孩子们的态度以及开始减肥后，又如何改变饮食。

当来访者的描述是世界为符合自己的利益而改变或是一些不切实际的事情如变得富有、彩票中奖等时，我们通常使用类似史蒂夫所用到的方式去应对。另一方面，也可以表面上接受来访者描述的不切实际的变化，然后询问来访者这些变化能给他们带来什么。例如，你可以说：“我们假设你的彩票真的中奖了……妻子会看到你在做什么，而你又会看到她在做什么，从而让你感觉到你们之间的关系变好了？”

我们通常会询问一系列问题来鉴别来访者会开始做哪些他们目前没有去做的事，其他人又是如何注意到他们开始做些新的事情的。这要求治疗师有耐心，答案会逐渐变得具体且现实。人们一般都知道什么是可能的，什么是不可能的。

也许是我们曾经在很多社会福利机构工作过，会涉及法院授权的来访者，所以会经常听到……

答案是“社会工作者停止干涉我的生活”

当来访者以这个答案的任何变体形式开头时，我们首先要尊重来访者，承认社会服务机构、警察局、税务局来干涉他们的生活会让他们多么的痛苦，这是非常有必要的。接下来可以询问，“那么如果社会工作者停止干涉你的生活，那将会有什么不同呢？”只有问过这个问题，你之后所提出的问题才有可能富有成效性。你根据来访者的回答，引导他去描述自己会有些什么不同的感受以及将会做些什么不一样的事情。

另一种可能的导向是（在承认并证实来访者的观点之后）：“那么，你认为那些社会工作者需要看到你有哪些变化，他们才会离开你的生活？”

从表面上看与之前的问题类似，但其实不然……

答案是“家庭成员变得不同”

“我的丈夫应该更体贴。”“我的孩子应该听我的话。”相似的回答构成了一个类别的答案，我们以一种独特的方式回应这类答案。这个回答与之前的“事情和其他人会变”这一回答不同，其中一个重要的区别就在于我们并不会把这个类型的回答看作是必然不可能或是不切实际的期望，而在之前那个答案中，整个世界突然变得完全符合来访者的利益。相反，我们要寻找的是有可能发生的事，有时仅仅通过直接询问来访者“这是否有可能发生”而得到答案，有时在问这个问题之前，会让来访者陈述更多的细节内容。让我们来想象一下，萨拉介绍她姑妈艾玛来治疗，艾玛告诉我们她想要她的儿子变得更善解人意些，谈话可能是这样进行的：

治疗师：那么“奇迹”发生后，改变最先出现的标志是什么呢？

艾　玛：当我叫他起床时，他会不责骂我而自觉起床。

治疗师：那接下来会发生什么呢？

艾　玛：他应该准备好去上学。没有任何牢骚地去洗澡，穿衣服，下楼吃早餐。

治疗师：嗯……然后呢？

艾　玛：然后他应该去拿他的那些东西，他的书，他的背包，然后去上学。[她顿了下，想了片刻。]要准时！

治疗师：那么这个早晨他对你会有哪些不同的表现？

艾　玛：他应该要友好些。他会对我微笑并且以一种正常的语调跟我说话。

治疗师：如果他做到了这些，你会以怎样不同的方式对待他，从而能够向他表明你注意到了他的变化？

艾　玛：我也会很友好。我不会对他大喊大叫，唠叨他，相反我会以平和的语气和他交谈。我现在已经受够他了。

治疗师：是的，听起来这对你真的很难……那么……你对待他的方式还有什么其他的不同吗？

逐步地对“奇迹”发生之后的生活进行描述，使得问题的重点放在了各种行为所产生的结果（在这个案例中，是对她儿子态度友善）是可能会发生还是已经发生于双方关系的某些方面。如果是这样的话（大多数情况是这样的），那问题的方向就会转向确认“何时以及如何”发生了。

以玛格丽特的案例来说，当我们遇到此类奇迹问句的回答时，通常要首先接受来访者关于家庭成员如何变得不同的描述，接着，我们会询问想要让自己的家庭成员有所改变的那个人，如果其他人发生了改变，这会让他有怎样的不同。最后，我们可以与来访者探讨之前所涉及的家庭成员之间的互动将会有怎样的改善。

总而言之，当我们处理“家庭成员变得不同”这个回答时，一般分为两个阶段：第一阶段涉及提出问题使来访者来描述“奇迹”如何改变其他成员。第二阶段（这个阶段实际上是第一阶段所谈内容的延续部分）要关注能使来访者对以下内容进行描述的问题，即两个人的关系将如何改变，以及这又是如何反过来影响原本想要他人改变的来访者的。

这个例子也进一步强调了奇迹问句中非常重要的核心理念之一：对奇

迹详尽描述的必要性建立在来访者日常生活的基础之上。我们尝试着为来访者和他们的家庭创造一个关于未来的共同畅想——问题不再存在，整个家庭都在做着期望中的事情。这样做能让他们开始感觉自己好像真的经历过那些事一样。对于那些被生活压垮和身陷于绝望中的家庭及个人来说，这点至关重要。治疗室的这段经历能给予他们充足的勇气和希望，去将自己设想的解决方法变成具体的现实。为了达到这个目标，我们试着构想出解决方法，即奇迹之后的生活（尽可能包含具体的细节），而我们会试着在这奇迹的画卷里“自由旅行”。我们根据情感、思想、行为以及跟他人的互动的描述，创造这个奇迹并使之变成真正的生活。下面的例子就阐释了这个理念。

卡伦今年45岁左右。她很晚才生小孩，目前独自带着两个孩子生活。治疗师认为卡伦的日子并不好过，猜她也许过去曾有酗酒的问题。她目前正处于失业中，靠救济金生活，而且社会福利机构建议她去治疗，因为他们很担心她的孩子。在会谈的开始阶段，卡伦一直在抱怨孩子的父亲，他最近刚出狱，就又开始骚扰她了。

治疗师（哈里·科尔曼）问她：“这次会谈后需要发生什么变化——一些小的方面——才能让你觉得来这和我谈话是个不错的主意——尽管这个主意不是你自己的？”她回答说她会感觉平静一些，接着治疗师就开始提出奇迹问句。

卡　伦：孩子们将不再对我不尊敬。

哈　里：那么，假如那成了现实，你对他们会有什么不同吗？

卡　伦：早上我不会那么频繁地冲他们喊叫了。我不会再感到那么疲倦和烦恼。

哈　里：不再那么烦恼——还有其他方面么？

卡　伦：我不会整个早晨都对他们喋喋不休了。

哈　里：那你会做些什么其他的事呢？

卡　伦：我不会再发牢骚或生气了。

哈　里：如果你不说的话，孩子们中的任何一个最先注意到什么事情，使他们发现奇迹发生了？

卡　伦：皮埃尔会。

哈　里：皮埃尔会发现什么？

卡　伦：他会发现我不再站在门口大声喊他起床。他会睡一整个早晨，但是晚上让他睡觉是不可能的事，他一直坐在那看电视。

哈　里：我知道了……所以……奇迹发生后的早晨，他会发现你没有站在那冲他大喊……嗯……你认为他会发现你取而代之做了什么事情呢？

[注解] 这个问题可以被看作是鼓励来访者转向描述她期望中的行为（到目前为止，卡伦描述的都是会有哪些问题不再存在）。

卡　伦：我不再烦躁了。[她停了下来，思考了一会儿，接着用更温和的声音开始说。] 我跟他说话时会更平静。也许我会走进他的房间，坐在他的床边，而不是站在门口。我会说："早上好，亲爱的。起床的时间到了。"[随着这番话，她脸上渐渐浮现出平和的笑容。同时，她注视着治疗师右边的空地，看起来若有所思的样子。]

哈　里：哇！接下来你会做什么呢？

卡　伦：[她笑了，想了很久，把头转向右边，向下看。同时又将身子向左边转了一点，伸了伸左胳膊。很显然，她正在想象着自己正坐在皮埃尔的床边，背对着他，同时把头转向他。]我会轻轻地拍他，让他慢慢醒来。[这时，她用左手温柔地在空中轻拍着。她看上去平静了一些，治疗师知道她正处在奇迹发生之后在皮埃尔的房间里叫他起床的情境中。]

哈　里：嗯……听上去很好……那么……他是什么反应？

卡　伦：我不知道。我很久没有这么做了。[她停顿了一下，想了想。治疗师正在咬嘴唇，这能让他忍住不说话。一小段时间之后，她开始继续说下去。]他可能没那么好斗了。

哈　里：嗯……没那么好斗？

卡　伦：当他起床时会笑。也许不会马上，但有些时候会——如果我花时间坐在他床边，平静地和他聊天的话——那时，他甚至会给我一个早晨的拥抱。

哈　里：听起来真不错。

卡　伦：[点头。]

哈　里：那么请告诉我……如果0代表社会福利机构要求你来这儿的时候，10代表奇迹发生的那天，你现在是几？

卡　伦：[回答之前想了很长一段时间。]我想是3。[她主动地接着说下去。]以前的情况比现在的糟得多。

来访者关于奇迹结果的画面是由其对未来的期望和过去零散的经验共同创造出来的。这幅画面不是治疗师为她编造的，也并非建立于治疗师认为她应该怎样生活的基础之上，而是她凭借自己的知识和能力创造出来的，而且我们相信这正是她对自身的期望与诉求的表达。这幅图展现了她和治疗师认为的她所能达到的最低目标。既然她能描述出来，也就能做到。

多人会谈

多人会谈会有很多优势。比如可能性成倍地增加。当一个人停下的时候，下一个人可以继续。当一个人叙述什么时，其他人会受到感染和触动。人们听别人说他们会如何发现奇迹，然后再叙述自己会如何发现奇迹，就会促使他们相互影响并采取行动。

年轻人总是能让父母感到惊讶，因为他们能清晰地表达自己的想法和期望，而且他们想要的东西是如此的简单。

父母也会让青少年感到惊讶，因为父母很清楚孩子想要父母以怎样不同的方式对待他们，也很清楚孩子所期盼的是什么。我们发现很多儿童和青少年不习惯父母清楚他们想要看到的是什么。他们习惯听到的则是父母或其他大人不想看见的是什么。

家庭往往带着一大堆关于“问题是什么”和“谁该为此负责”等方面的分歧前来治疗。而当家庭成员共同探索奇迹时，这些分歧就会失去其重要性，这总是让人很感动。

一般来说，家庭成员一起会谈，会更容易在现实的家庭生活情境中保持他们所描述的奇迹画面。诸如“谁会最先注意到？”或要求来访者回答屋子里不同的人在什么地点、时间及如何发现奇迹的影响之类的问题，能使奇迹画面与现实生活中的小细节联系在一起。

一位母亲带着15岁的女儿维多利亚来治疗。当被问到来找治疗师（哈里·科尔曼）是谁的主意时，维多利亚马上回答道：“妈妈的。”母亲补充到这是学校的主意，所以哈里问维多利亚，她认为学校和母亲需要看见什么样的结果，才能让他们觉得送维多利亚来治疗是个不错的主意。

维多利亚回答道：“在学校会表现得更好，而课后和朋友相处得也更好。”

哈里重复下她的话然后问道：“那么你想要什么？”维多利亚的回答是她不想去上学，而且自从她停止去见那些朋友，她们之间的问题就已经解决了。当哈里和维多利亚谈论关于维多利亚做出的改变和做出这些改变的原因时，母亲在一旁认真地听着。通过交谈，哈里认为维多利亚本来就不想去上学，对她来说，这根本不是个问题。而母亲和学校所担心的她和朋友之间的问题已经得到解决了，所以维多利亚相信自己没有任何问题。

所以哈里问她，尽管这不是她的意愿，但是有哪些细微的变化可以让她觉得来这见他不算完全浪费时间呢，经过一段时间的思考，维多利亚回答道：“我会有劲头去做事情。”*

---

*青少年“否认”自己的问题是很正常的现象。在家庭会谈中，询问一个儿童想要什么变化往往没有任何障碍。但很多青少年会回答“让大人从我身后走开”，而在这个案例中，则会感到有些不同。

哈里重复道："变得有劲头去做事情。"然后继续说道："如果今天或明天你变得有劲头做事，你会知道吗？你觉得你会在生活的哪个方面最先注意到这个变化？"

维多利亚看上去正在思索，眼神在房间里徘徊，过了一会儿她说："我想，会是学校这方面的。"

哈　　里：学校，嗯。你是在家里发现还是在学校发现的？

维多利亚：我想会是在学校注意到这点。

哈　　里：你会在学校发现这一变化，不是在家里？

维多利亚：不是在家里。

哈　　里：首先是在学校？

维多利亚：是的。

哈　　里：如果你有劲头，你觉得自己在那儿会做些什么和以前不同的事？

维多利亚：我会去上课。

哈　　里：[放声大笑。]你会去上课，那么当你感觉有劲头做事时，这会是个明显的变化么？[母亲笑得很大声，维多利亚也是，并且看了母亲一眼。]

维多利亚：是的。

哈　　里：好的。那么如果你去上课，感觉很有精神，会发生更多的变化吗？妈妈在家会注意到任何变化么，你的家庭会注意到任何变化吗？

维多利亚：我想我会开心一些。

哈　　里：更开心？

维多利亚：还有更温和。

哈　　里：也更温和？

维多利亚：是的，因为我可能会满嘴脏话。

哈　　里：你也不希望这样？
维多利亚：不想。
哈　　里：好的，更开心和温和，所有人都会发现这些？
维多利亚：是的，我是这么认为的。
哈　　里：好，好，那我现在可以问问你妈妈了么？

哈里问母亲她有什么希望，母亲的回答是“敞开心扉，找到新的生活方式，如果维多利亚不再撒谎，她就可以知道这些都实现了。”她还说，在将近3年的时间内，儿童精神病学家、社会工作者和学校心理援助等都试图帮助维多利亚解决她的问题，但都以失败告终。

哈里回到“敞开心扉”的问题上，然后问母亲将如何知道维多利亚不再说谎的，母亲只是说她会知道的。维多利亚大笑着承认母亲在这点上是对的，母亲能分辨出什么情况下维多利亚是在说谎，什么情况下不是。

哈　　里：所以——如果维多利亚开始说真话，妈妈对你会有什么不同？
维多利亚：她的脸色不会那么难看。
哈　　里：那你对妈妈会有什么不同？[这个问题让母女俩会心一笑。]
维多利亚：我不知道。
哈　　里：好吧，让我们返回到之前的问题上。[停顿一下。]在我看来，你们俩都希望事情朝一个方向发展。[她们迅速地互相看了一眼，然后点头。会谈已经进行14分钟了，哈里开始提出奇迹问句。]假设我们今天在这谈话，事情会按照它应有的方向发展。而我们并不知道事情会怎么发展。[维多利亚回答“不知道”，母亲摇了摇头。]会谈结束后，你们离开这里，去干你们每天该干的事。我不知道是什么。[直接转向维多利亚。]你也许会去学校，也许不会。
维多利亚：我去学校。
哈　　里：你去学校，[转向母亲。]我猜你会去上班。

母　　亲：是的。

哈　　里：所以，日子跟平常一样。到了下午，你们回到了家。[转向维多利亚。]你也许回去了，也可能还没有。也许你还和朋友待在外面，我不知道。也许在吃东西。在做家庭作业或者没在做。[维多利亚笑着摇摇头，意味着“不”。]天最终黑下来了，你累了，然后上床，进入了梦乡。[停顿，然后专注地看着两人。]

哈　　里：夜里，所有人都睡着了，在一个很黑、安静和舒适的时刻，奇迹发生了。[母亲大笑但是维多利亚很专注地看着哈里。]

哈　　里：但是这是在你睡着的时候发生的，所以没人知道。你不知道，你也不知道没人知道。你早上醒来。你怎么会注意到，怎么会发现“哇，跟以前不一样了”？[维多利亚看了看母亲，说：“是的。”母亲则盯着远处。]

哈　　里：什么是最先变化的？你[转向维多利亚。]发现了什么？你[对母亲。]又发现了什么？[维多利亚看着母亲，而后者正缓慢而又平静地回答。]

母　　亲：平静。

哈　　里：[看着母亲。]关于这方面能再多说一些吗？

母　　亲：嗯，维多利亚变得可爱了。

哈　　里：维多利亚会变得可爱。这会是个奇迹？

母　　亲：是的。

哈　　里：[忍不住大笑起来。]嗯。那么你首先会在什么时间和什么地点发现她变可爱了呢？

母　　亲：她会马上过来找我。

哈　　里：她起床以后？

母　　亲：是的。

哈　　里：谁叫她起床？她自己起来吗？

母　　亲：不，我每天早上都叫她起床。

哈　　里：那么，她起床后，马上就会给你个拥抱？

母　　亲：是的，或是把我推倒在床上。[母亲伸出胳膊演示维多利亚是怎么推倒她的。]

哈　　里：好的，我知道了。[转向维多利亚。]那么，假设你那么做了。她[冲着母亲点头]会有什么反应呢？

维多利亚：她会很高兴。

哈　　里：你会在她脸上看出这点么？

维多利亚：是的。

哈　　里：接着她会做什么？

维多利亚：笑。[笑得很开心，治疗师用力地点着头。]

母　　亲：我永远都不会让它消失。[眼中含着泪水。]

哈　　里：好的……哇……接下来会发生什么呢？[母女俩相互看着，微笑着。]

母　　亲：然后维多利亚会打起精神出门。

哈　　里：打起精神。

母　　亲：淋浴、化妆。带上自己的东西，准备好去上学。

维多利亚：[点头。]嗯。

哈　　里：如果她这么做的话，将是个奇迹。

母　　亲：是的。[母女俩都向哈里点头。哈里转向维多利亚。]

哈　　里：你最先注意到的是什么？

维多利亚：我不知道。[她的眼神游离了一下。]哇，我知道了，学校！

哈　　里：[扬起他的眉毛，重复。]哇，学校！[母亲大笑，维多利亚也笑得很开心。]

哈　　里：[一边点头一边记录着。]是的……这会是个奇迹。如果你有那样的感觉，那么你会在睁开眼睛之前意识到，还是睁开眼睛之后？

维多利亚：当我醒来的时候。

哈　　里：哇，学校！[试探性地补充。]热情？

维多利亚：嗯。

哈　　里：嗯，嗯，那么如果你带着这种热情醒来，还有什么会不同吗？你起床会变得容易吗？

维多利亚：我会从床上飞起来。

哈　　里：然后呢？

维多利亚：我会飞奔去学校。[三人都爆发出一阵大笑。]

哈　　里：他们在家会发现些什么？如果你不告诉他们的话。

维多利亚：（发现我）更开心，更积极。

哈　　里：更开心，更积极。好的，好的……如果你有两段视频，一段是奇迹发生之后的，另一段是奇迹发生之前的，但没有声音，我能从中发现你的变化吗？

维多利亚：是的。

哈　　里：怎么发现？我会看见什么？

维多利亚：之前的？

哈　　里：之后的，会有什么？

维多利亚：奇迹发生之后的？

哈　　里：是的。

维多利亚：我会变得更……我会保持微笑，通常我不会这样。

哈　　里：嗯，我会在视频中看见的，这会非常明显。我会在视频中看到吧？

维多利亚：是的。

哈　　里：你对妈妈会有什么不同？爸爸也在那儿，对吧？

维多利亚：是的。

哈　　里：早晨他也在家？

维多利亚：有时会。

哈　　里：我会在视频里看见你在干什么？

维多利亚：拥抱爸爸。[母亲很认真地听着。当维多利亚说这些时，她笑了。哈里听上去很惊讶。]

哈　　里：拥抱爸爸。好的，哇，他会感到惊讶么？

维多利亚：是的。[她和母亲都点头。]

母　　亲：他会晕过去的。

哈　　里：他会晕？[听起来更吃惊了。]

母　　亲：[很开心。]是的。

哈　　里：[转向维多利亚。]他会晕倒，这是真的吗？

维多利亚：会吧，我不确定。[她大笑起来，哈里也是。因此会谈稍微中断了一下。]

哈　　里：听上去，这是个非常，非常，非常不同的一天的开始。

维多利亚：嗯。

哈　　里：在学校里会有什么变化？在那儿，你有所不同了吗？

维多利亚：开心，积极，嗯……[她的声音变得犹豫起来。看上去她不是很确定，瞥了母亲一眼。哈里继续说下去。]

哈　　里：谁会最先注意到？

维多利亚：朋友们。[她的声音又再次充满自信。]

哈　　里：会有一个最亲密的朋友看到这种变化而且感到非常惊讶吗？还是会有很多朋友？

维多利亚：是的，我相信很多朋友会这样。

哈　　里：很多人会看到这种变化。那么他们会怎么去描述这种变化？他们会说你有什么不同？到时你会在学校做哪些事情，而这些事是你现在不会去做的？

维多利亚：对其他人很温和。

哈　　里：对他人温和，哇噢！你能举个例子说明这点吗？

维多利亚：帮助别人，不再对人说脏话。

哈　　里：对他人温和，言语上有所改善。老师们又会发现什么呢？

维多利亚：他们可能也会晕过去。[她笑着看着母亲，母亲也笑了。]

哈　　里：他们也会晕掉。[听起来很惊讶。]你的意思是你对他们的行为也会有很大不同？

维多利亚：至少我会去上课。

哈　　里：[大笑。]假如你去上课了，会怎么样呢？

维多利亚：他们会觉得班上多了一个新学生。

哈　　里：你去上课，哇。[一边做记录一边点头。]对不起，维多利亚，我已经完全困惑了。这些听起来像是你想要的事情。

维多利亚：嗯。

哈　　里：我的理解正确吗？这就是你想要的感受和想要的生活方式？

维多利亚：[几乎是悄悄地说。]是的。

哈　　里：最让朋友们惊讶的会是什么？奇迹发生之后，什么变化会让你周围的人感到最不可思议？

维多利亚：如果我变得平和并且安静的话。

哈　　里：你是指在学校里？

维多利亚：是的。

哈　　里：如果周围的人很惊讶，你会注意到吗？

维多利亚：是的，他们也会对我很温和。

哈　　里：对你很温和。这也是你将发现的变化？

维多利亚：嗯。

接着大家陷入了长时间的沉默，哈里好像在思考些什么。然后他说道："我有另外一个奇怪的问题。如果10代表在奇迹发生之后的日子里，这些都发生了，而0代表3周前母亲打电话来预约这次会谈时的情况——你认为你现在处于等级几？"

这就带领我们进入下一章，在下一章里，我们会涉及来访者对评量问句的回答，并举出利用这些回答的多种可能性。

第四章

评量问句

在前面的章节我们曾经探讨过，一旦我们成功进行了奇迹问句的描述，接下来就可以使用评量问句来拓展围绕着这个奇迹的对话。我们一般会像下面这样通过提问引出来访者对奇迹的评量：

"那么，从0到10——0代表当你决定寻求帮助的时候，10代表奇迹之后的那天——你觉得现在你处在等级几？" 史蒂夫·德·沙泽尔的观点是0应该代表来访者决定寻求帮助的时候，而不是他们情况最糟糕的时候，这是有原因的。在这种情况下，如果来访者回答0，你可以问："那么你是怎么做的，从而使情况没有变得更糟？"或"情况是怎么没有继续恶化下去的？"如果0被定义为情况最糟的时候，那么治疗师就没法再提出这些问题。

另一种观点认为，如果你将0定义为情况最糟的时候，那么就有可能代表的是14年前的状态，经过了如此漫长的时间间隔，就很难作出哪些方面正在好转和哪些目标已经达到的描述。评量问句的最大价值在于：为围绕"变化"进行会谈创造了可能，这一点意义非凡。

迅速地从奇迹问句过渡到评量问句是可能的，而且有很多优点。*这种评量问句使强调和描述"哪些方面已经好转""来访者又是怎么做到的"等问题变成了可能。而且这种评量方式将奇迹由一个最终目标转化为一系列可掌握的小步骤——凭借每一个具体的小步骤，这一过程包含了来访者现实生活中各个方面的思想、情绪、行为及与他人的互动。

什么时候能评量奇迹?

奇迹问句探寻了来访者对于明天，有时是下周或下个月的期望。很多来访者会主动说奇迹中的部分情景在近期已经出现。要注意来访者用语的时态。刚开始来访者使用"到时我将做……"也就是将来时态，这是正

---

* "从奇迹问句过渡到评量问句"，这不是一个很恰当的说法，因为评量问句实际上属于"奇迹"问句的一部分。

常的。一段时间后，他们会转为现在时：“当我那样做的时候，他的反应是……”接着，很多来访者又会使用过去时态：“就像上个星期三”或是“有时我已经开始动脑子了……”因此，评量奇迹变成了一种推理方法，它能帮助我们弄清楚奇迹的哪些方面已经发生了。

因苏·金·伯格经常在问完“上一次奇迹中的部分情景出现是什么时候，哪怕是很小的一方面？”这个问题后向来访者提出评量问句。然后她就认真听来访者作答，重复并赞成来访者所说的，接着再问“那么，如果10代表奇迹发生后的那天……”

史蒂夫·德·沙泽尔曾经说过，他只有在“能看见这个奇迹”时，才会提出评量问句。他看着天花板，然后引用来访者的描述。当他意识到来访者描述出的信息足够具体和详细时，才会说：“那么，在一个评分表中……”

变化是什么？

当来访者在会谈中伴随奇迹情境进行情绪体验时，很少有来访者回答当前的等级是0。*我们听到最典型的答案是3，但来访者回答5或者更高也并不少见。数字本身并不重要，关键在于讨论从0到来访者认为自己当前所处的等级之间的变化。

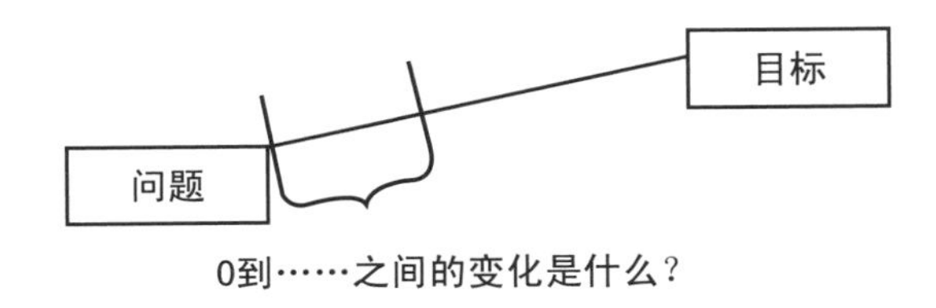

0到……之间的变化是什么？

所以，如果来访者回答3，我们就问：“嗯……是什么让你知道你的

* 对我们而言，治疗师的经验越丰富，来访者回答0的情况就越罕见。

等级是3而不是0？”

我们仔细地倾听来访者的回答，重复并进行总结。如果来访者没有主动陈述的话，我们会提问以求获得他们想法、情绪、行为以及与他人互动等方面的详细描述。有时我们会这样问：“你是怎么让这些发生的？”或“你做了哪些事情，才让这些发生？”我们通常接着这样问：“除此之外，还有什么会让你知道自己处在等级3上？”

需要记住的是，这个问题与关于“处在等级0上，情况会怎么样”的问题是截然不同的。如来访者有时（确切地说是常常）给出的回答就好像是我们询问的是等级0时的情况一样（这也许是因为大部分非焦点解决的治疗师会问这个问题）。这时有效的方法是打断来访者，问道：“这听上去似乎是等级0的情况？”如果来访者点头，我们则重复一次：“那么处于等级3时，有什么事情是处在等级0时所没有的？”

我们需要重复很多次“还有什么其他的呢？”这样的问题，为的是让来访者尽可能多地举出能够说明他们已经在好转的例子。这个问题还能帮助我们放慢治疗的节奏，对来访者的答案有更深入的理解，从而突出那些已经变好的方面。这个过程就像是建造一个有效的跳板，为后续的治疗打下坚实的基础。跳板下面的材料越多，跳板的弹性就越好。详细的描述能让我们更尊重来访者的能力，同时也让我们更有信心，相信来访者了解所有他们需要知道的知识，并且掌握所有解决问题所需要的技巧。

别人会怎么说？

“如果我问你的男朋友，10代表奇迹发生后的那天，那么你现在的等级是几，他会怎么说？”大部分来访者都很清楚家人和朋友对自己情况的了解程度。提出这个问题之后，我们会接着询问来访者“你觉得人们看见了哪些方面，才会让他们觉得你正处在那个等级？”如果有“其他”人在场（这种情况出现的频率很高），治疗师则会直接问他们。此时，经常会出现有趣且有用的变化，并由此引出下一个问题。比如“你觉得自己有哪些方面是母亲还不了解的？”或是“你认为母亲会在你身上发现什么，从而使她给你打的分会高于你自己打的？”这类问题。

你以前是怎么做的？

在这个阶段的会谈中，治疗师向来访者询问：他们之前是“如何”使状况得到改善的，这点非常重要。来访者以前做了什么或是他们以前是怎么做到这一点的？我们或许有必须反复提出这个问题，但常常得不到任何清晰的答案。

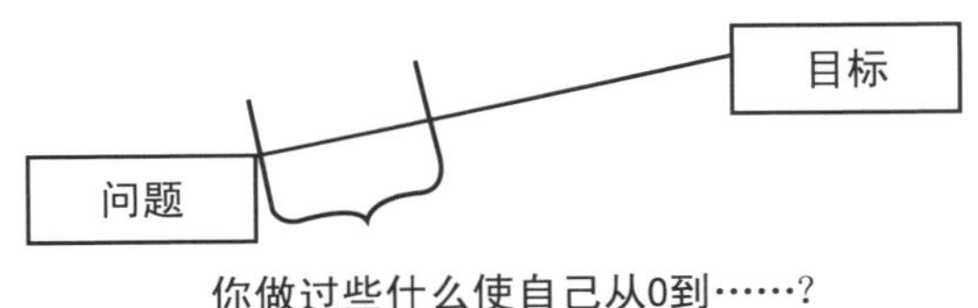

你做过些什么使自己从0到……？

很多来访者很难清楚地描述出自己过去做了哪些事情使情况变得更好了。正因如此，即使来访者在刚开始回答时就存在很多困难，并且特别是在这种情况下，治疗师应该不断询问来访者这方面的问题，这一点非常重要。这个问题的意义在于，它表明了来访者之前做过一些有价值的努力，问题得到改善不是没有原因的。因此，来访者一定做过有价值的努力。当来访者无法指出自己做了哪些有用的努力时，我们会建议他们：不管他们现在正在做什么，都应该坚持下去；同时，推荐他们时刻注意每个自己和别人正在做的而且对自身有好处的事。

好奇心是很重要的，但值得注意的是，仅仅只是好奇，即要保持价值中立。治疗师很容易陷入一个误区，就是试图使来访者相信他们确实做过一些事使得问题有所改善。这样做的风险在于治疗师会比来访者更加乐观。我们的同事布瑞恩·卡德（1997）认为，治疗师永远都不能比来访者更热心于他的改变，这一点很重要，因为这样会使你变得像他妈妈一样，但他们已经有一个妈妈了。而当你关注于人们做了哪些事情使得情况好转时，不触及他们自身的资源和能力是不可能的。

资源和能力

当我们对来访者注意到了哪些改变感到好奇，并且通过重复提问“还有什么其他的吗？”来表达这种好奇时，来访者会更加详细地描述那些他们期待的并且已经发生的事情。因此，这种带有欣赏意味的好奇心能有效地深化来访者对现有的解决方法的描述。

牢记来访者和治疗师谈论日常生活时的情境细节，了解使来访者发生变化的细节，这些都是非常有用的。然后治疗师就会知道来访者的问题出在哪里，来访者想要的是什么。到时，治疗师也许会因为来访者在一些方面取得小小的成功而深深感动，哪怕就在几分钟前，他们还认为那是很普通的事。这有助于让治疗师尊重来访者及其家人的聪明才智，并在之后的治疗中保持这份敬意。接下来，治疗师可以通过升高等级来继续探索来访者的改变之处。

更高的等级是什么？

治疗师会很自然地问：“如果你想升一个等级，需要做什么？”这样的问题在治疗、督导、研讨会角色扮演和培训的练习里一遍又一遍的出现。我（哈里·科尔曼）曾经遇见过一个年轻人这样回答上面的问题：“那是你的工作，是我来这的原因，如果我知道这个问题的答案，你觉得我还会来找你吗！！！”

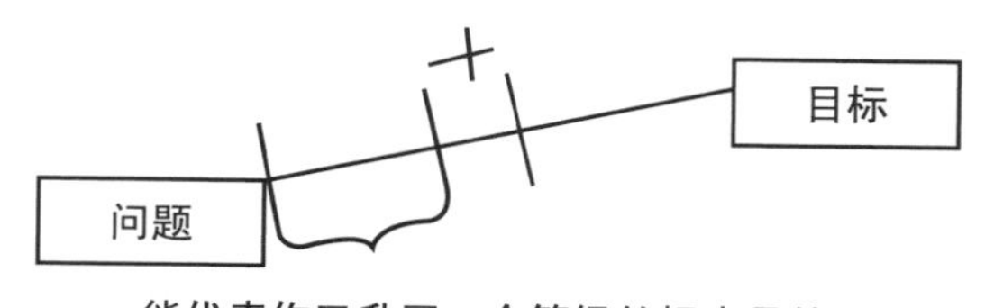

能代表你又升了一个等级的标志是什么？

我向他表示道歉，并问他是否能问另一个问题，他点头同意了。于是我问道："你怎么才能知道自己升一个等级？"他笑着说："你是对的，这才是我能回答的问题。"

当被问到他们要如何发现自己在接近奇迹的道路上更近了一步时，来访者则不可能说治疗师应该知道答案，因为只有来访者才知道什么是自己进步的标志。所以说，前面提到的那两种问法是有很大区别的。当我们问他们要如何发现自己到达了下一等级时，很多来访者往往会答成他们需要做什么才能到达下一等级，但这并无大碍。回答出什么是他们需要去做的就意味着他们应该去做些什么——他们做与不做则不是我们所能掌握的了。

在一次讨论中（2002年2月），史蒂夫·德·沙泽尔注意到，很多吸毒或酗酒的来访者知道自己需要做什么以使情况得到改善。当面对这类来访者时，使用"你们需要做些什么？"会比较合适，往往能得到有用的回答。

来访者回答："我不知道"

正如我们之前讨论过的，即使来访者还没有认识到他知道自己想要的是什么，当我们发自内心地相信他们最终会认识到这一点时，我们就能够保持沉默，表现得好像来访者真的说过"我还不知道——给我时间想一想"，将笔放到纸上，不点头也不说话，只是等待。然而，这种处理方式有时会很难学。我们发现有种方法可以帮助大家学习，即观看录像带，观察在治疗师没有等待来访者时会发生什么，在这样的案例中，你很快会发现无意间"窃取来访者的声音"是多么的容易。

来访者的回答是等级"10"

当我们问来访者："说明你提升了一个等级的标志是什么？"很多来访者会回答出等级10时的情况。这种情况太普遍了，以至于我们会习惯性地回答道："这听上去像是等级10？"或"这不会是等级10 的情况吧？"

或“这听起来好像比3高很多吧？”来访者一般都会回答：“是的，这就是。”我们会转而去问：“那么……这样的标志是什么？”或“能让你知道自己上升了一个等级的最小变化是什么？”

通常人们更容易通过别人的眼睛来认识自己，所以我们有另一种关于奇迹问句的提问方式。问题的形式一般为：“能让你的孩子们发现你的等级上升了的最小变化是什么？”

让来访者描述显著的进步要比描述微小的进步容易得多。而描述显著进步的风险在于，这些大的进步往往会过于困难甚至不可能实现，继而导致失望的增加，所以我们努力让来访者描述那些微小的进步和变化。当来访者成功描述出相关的较小进步时，我们会说：“太棒了！那么，现在更小的进步会是什么呢？”我们会在一次面谈中重复几遍这个过程，目的是让来访者鉴别出自己生活中最终能够完成的进步和改变。我们所做出的努力，是为了让来访者甄选出一系列实际的、有效的和可实现的信息，也正是这些信息建构起了他们所期望的解决方法。而来访者身边的人，他们也会发现来访者“提升了等级”，接下来我们治疗师提问的关注点就在于，这些人是如何发现这一点的，从而进一步完善与来访者现实生活有关的描述，由此制订出可实现的目标。

倘若来访者坚持认为自己所描述的就是下一等级，明显没有超出这个范围，那么我们就接受并承认他们的观点。接着我们会询问来访者随后的2~3个等级是什么样的，有时甚至会一直问到等级10。这样做的目的是为了创造一个阶梯图以说明来访者及其周围的人将如何发现到他的进步。［有时，在会谈中，我（伊冯·多兰）会在纸上垂直画出来访者描述的各个阶段的图表，看上去就像梯子一样。在会谈结束时，我会给来访者看我画的图。有时来访者会告诉我，这样能帮助他们更好地记住自己在会谈中阐述的阶段和目标。］

来访者的回答是等级“0”

在研讨会、督导和培训中，我们常常被问到这样的问题：“如果来访者的回答是等级0时，我该怎么办？”如果你将0定义为“来访者决定寻求帮助的时候”，就可以问来访者，他们是怎么阻止情况变得更糟的。在由此产生的谈话中，有时来访者会告诉你，自从他们决定寻求帮助后情况就没有再恶化了。下面的时间就可以用来查明来访者都做了哪些有用的事。

你也可以提出这样的问题，例如来访者是如何做到来你办公室的（或是起床的），或是他是怎么做到不自杀的等。如果你在和一位母亲说话，你可以问她是怎么坚持为孩子做饭的。在这种情境下，所有关于来访者如何处理事情的问题都可以拿来使用。

偶尔会发生这样的情况，即由于来访者沉浸在巨大的悲伤之中，似乎不可能为其营造出一种事情正在往好的方面发展，甚至是事情不再往坏的方向发展的感受。这时我们会建立一种“希望等级”：“如果10代表你拥有世界上一切相信情况会变得更好的希望，0代表根本没有任何希望，你现在处在几？”

15岁的瑞塔，奇迹等级是0，当被问到希望等级时，她回答也是0。治疗师（哈里·科尔曼）回答道：“但是这很可怕。”瑞塔点头同意。哈里继续道：“没有希望。但是——你现在在干什么呢？”*几秒钟后，她看上去有片刻的迷惑，接着说道：“我必须试试！”哈里问她为什么必须试试，她说这是因为除了自杀她没有其他的选择了，但是她不想自杀。其原因除了她的宗教信仰不允许这样做以外，还因为“如果我试了，也许会得到点希望”。哈里接着问她还有什么让她想要去尝试，得到几个答案后，哈里问她，如果10代表最重要，那么她试着去做些什么有多重要，处在等级几？她回答100。他接着又问，为此她准备投入多少努力，她说“100万”。

*没有希望，你就不会寻求帮助。

再次强调，你永远不知道自己问的是什么

10代表奇迹之后的那天，维多利亚将自己放在等级5上，而母亲则将她放在3上。维多利亚相信父亲和学校会跟母亲的观点一样。哈里问她是什么有所好转从而让她觉得自己属于等级5，她回答道："我变得更平静了，对周围的人也更好了。我再也不是个大麻烦了。"哈里回答道："哇噢——还有吗？"她说自己的学校出勤率也明显提高了。母亲肯定了维多利亚描述的这些变化，治疗师则转问她："那么——你是怎么让自己做到这些的？"*

维多利亚回答道："刚认识克里斯汀时，我没有上过一节课。……好吧，开始汤姆是我的指导教师，我之所以去上课是因为他陪着我，那样就有趣得多。他离开学校后，我就又开始逃课了。直到遇见克里斯汀，我又回到了课堂，上个学期我一节课没逃呢。但是现在她走了，我就又回到以前那样了。"

她谈到了有关汤姆和克里斯汀所做的那些有用的事情，所以她似乎是在回答这个问题："别人所做的有用的事情是什么？"所以哈里转为：

哈　　里：嗯，好的……你是怎么重新开始上课的，最近这3周？
维多利亚：是因为妈妈，和我的老师。

她再次回答了其他人做了些什么，而不是自己做的那些事情。这样回答并没有错，反而有其价值所在，因而治疗师决定跟随她的思路：

哈　　里：其他人做了哪些有用的事情？
维多利亚：老师试着让我回到课堂上来。
哈　　里：她怎么做的？
维多利亚：让上课变得更有趣。

---

*没有希望，你就不会寻求帮助。*这说明她能意识到，如果能描述出自己要做什么才能使自己有变化和怎么去做，那么接下来她就能按照描述的那样做，只要在她愿意的情况下。

哈　　里：妈妈做的最有用的事是什么？

维多利亚：她不断地跟我唠叨这件事。

哈　　里：她不断地跟你唠叨。那爸爸又做了什么？

维多利亚：也是不停地唠叨。

哈　　里：你交到对你有帮助的朋友吗？

维多利亚：在生理教育课上我认识了米妮，她总是说：“来吧——让我们去上生理教育！”

哈　　里：这对你来说是有用的？

维多利亚：是的，上语言课也是这样。

哈　　里：这对你来说更有用？

维多利亚：是的。

哈　　里：接下来呢？

哈里、维多利亚和她母亲继续就其他人做了什么探讨了一段时间，然后哈里说道：

哈　　里：所以——这些是别人所做的……那么在你自己做的那些引发改变的事情中，哪一件是最重要的，让你从0上升到5？

维多利亚：我试着改变我自己。

哈　　里：说得更具体一些。

维多利亚：我一直在想，我必须做到。

哈　　里：你为什么会这么想，这为什么很重要？

维多利亚：这样就没人再跟我唠叨了。

治疗师和母亲大笑起来，维多利亚自己也笑了。这的确是个不错的理由，但是还有什么其他的理由吗？

哈　　里：还有其他的吗？你还想在其他什么方面获得成功吗？你想要摆

脱什么吗？你有什么计划吗？

什么变得不同了，来访者为什么要作出这种改变，又是怎么作出改变的，谁对来访者来说是有帮助的，这种变化有什么影响。对上面任意一个问题回答都包含了有用的信息。当被问到“什么变得不同”时，来访者常常会答成他们“为什么会做出改变”；而当治疗师问“你之前是怎么做到的？”他们又往往回答成“什么变得不同了”。来访者有时会主动地告诉治疗师，他们决定做出某种改变。需要再次强调的是，倾听来访者的回答很重要，这样可以让你知道自己问的问题是什么。

奇迹问句和下次会谈

治疗师一般会以这样的问题开始会谈：“有什么改善？”在得到一些细节后，治疗师会问来访者他们将自己放到哪一等级。有些治疗师会以评量问句开始会谈，而有些治疗师则选择别的方式，例如说“事情起伏不定，有时候会变好一点，然后也可能变差，接着又会变好。所以，如果10代表奇迹之后的那天，那么自从我们上次碰面以来，你最高和最低的等级分别是多少？”得到回答后，治疗师又问，当他（或她）处于较高的等级时，会存在什么变化，又是怎么做到的。治疗师通常也会问，最好的朋友、妻子、孩子等会认为来访者处于等级几，而对此来访者自己又是怎么看待的。

通常大部分来访者都能描述出为数众多的事情正在好转，这些事情遍布生活中的各个领域，同时也能说出他们是怎么感觉到好转的，他们所做的哪些事可以看作是“变好”的标志或经验，以及别人对他们的态度和行为又有什么不同。治疗师可以询问这些事情是否是新近发生的，通常也会要求来访者解释这些变化是怎么发生的（哪些人做了哪些有用的事？）。有时来访者能描述他们做了哪些事，又是怎么做的，从而使情况有所转变；有时来访者会像维多利亚那样，回答在第一次会谈之后，是如何让自己每天坚持上学的：“我不知道为什么会这样。也许我只是疯了。”

下面这段非常经典的对话发生于第二次会谈的开始阶段。

哈　　里：距上次见面已近有10天了。那么——有什么已经有所好转了吗？

维多利亚：我不知道。[在继续之前想了一会儿。]我想我变得平静了，没有说那么多的话。

哈　　里：没有说那么多话是积极的方式？

维多利亚：是的，我更平静了。

哈　　里：你变得平静了。*你知道自己在哪种情况下会感到平静吗？

维多利亚：在学校，我去上课，然后只是安静地坐在那里学习。

哈　　里：是你内心感到很平静还是因为你更安静了，或是两者兼有？

维多利亚：我觉得两者都有。

哈　　里：都有，那么你说你说话变少，是一般都这样，还是不烦躁的时候这样？

维多利亚：不那么烦躁时。

哈　　里：这就是变化。你的老师注意到你的变化了么？

维多利亚：我的班主任会这么觉得。

哈　　里：那么如果我问班主任的话，她会说什么是你最大、最重要的改变？

维多利亚：应该是我变得安静一些，因为我经常说很多话。

哈　　里：安静一些……她会说你对功课更投入吗？

维多利亚：是的，她会——因为我变得安静了，而且在学习。

哈　　里：你是怎么做到的？

维多利亚：我不知道，也许我只是疯了。

哈　　里：只是疯了——所以“怎么做到的”是一个值得注意的大问题。

---

* 哈里记得在第一次会谈中维多利亚最能让朋友和老师吃惊的就是她会变得平静。

维多利亚：是的。

哈　　里：你真不知道这是怎么发生的？

维多利亚：不知道。

哈　　里：这些变化影响到你了吗？你觉得变得更好了，还是更糟了？

维多利亚：我感觉更好了。

哈　　里：你感觉更好了。很好。那么如果10代表奇迹之后的那天，0代表……你之前在这儿跟我谈论奇迹的时候，你现在把自己放在等级几上？

维多利亚：6~7。

哈　　里：6~7——比上次提高了一两个等级。那么——还有什么其他变好的地方？

治疗师一般会花很多时间去询问“有什么变好的地方？”“其他人看见什么地方好转了？”“你是如何知道别人注意到这些变化的？”和“有人（包括来访者自己）做了什么对你有帮助的事吗？”

不管来访者是否能描述出变化来自哪里，治疗师一般会问来访者有多少信心能使自己处于保持已有的变化的等级或继续提升等级。一般来说，来访者对此问题的回答会引出这样的问题：是什么让来访者比等级0时更有信心，认为自己可以做到这一点？有时，话题会完全转向来访者将如何发现自己变得更有信心了；有时，话题也会跟什么是进一步改善的标志有关。

第二次会谈时治疗师的任务在某种程度上来说跟第一次类似，这么考虑是非常有用的。治疗师的任务是找出来访者做了哪些有用的事，或者来访者生活中发生的哪些事是可以加以利用的。接着治疗师的工作就是鉴别来访者的变化中所表现出的资源和能力，然后将这些信息反馈给他们。如果来访者想要得到关于如何继续下去的建议，治疗师可以举例说明来访者作出的那些有用的努力，然后建议他们在此基础上继续前进。治疗师也可以建议来访者尝试那些他们还没有试过，但是与描述的奇迹和等级相适应的方法和策略。

当情况好转时，大部分焦点解决的实践者也会询问情况是否“足够好”或者“足够更好”。如果来访者的回答是“没有”，治疗师一般会问还有哪些地方需要改善；如果答案是肯定的，治疗师通常会在会谈结束前或中间休息后的意见反馈中给出评价，诸如“我不确定你是否还需要来我这——你是怎么认为的呢？”

在第二次会谈期间，维多利亚告诉哈里，她决定从“没有角的恶魔”变为“没有光圈的天使”，她还说了她是如何跟自己以前领导的那帮“问题”女孩断交的。她还决定继续上学，在高中参加科学小组。会谈已经进行20分钟了，哈里问道：

哈　　里：我很喜欢你关于“没有角的恶魔”和“没有光圈的天使”的比喻。你说你现在的等级是6~7，如果10代表你对自己能保持6~7很有信心或者至少能再次上升3个等级，而0代表情况完全不在你的掌控之中，你会把自己放在几上？

维多利亚：我既确定又不确定，因为我可能会被问题帮会再次拖下水，所以我觉得是5~6。

哈　　里：你觉得是什么告诉你，自己不在等级0上的？

维多利亚：因为我知道我能做到，而且我想做到。

哈　　里：你知道自己能做到而且有这种意愿？

维多利亚：是的。

哈　　里：处在6~7等级可以吗？现在的情况还好吧？

维多利亚：是的，不是世界上最好的，但也不坏。

哈　　里：对你处理上学的事而言，这样足够好吗？

维多利亚：是的。

还有什么其他的?

在使用奇迹问句、评量问句以及大多数SFBT方法时，“还有什么其他的吗？”是一个很重要的问题，所以我们想再次对其加以强调。当督导向我们展示他们工作时的录像带时，我们会询问他们还需要做些什么以使他们对展示给我们的这部分内容更满意一些。督导最常见的回答之一就是“更详细一些。”

细节不会自动产生，你只能通过认真地倾听和提出更多的问题来获取这方面的信息。我们在伦敦“短期治疗实践中心”的同事埃文·乔治、哈维·拉特纳、克里斯·艾弗森和亚斯民·阿杰马勒认为，当你问到第四个或第五个“还有什么其他的？”时，才会得到最有用的回答（个人交流，2000）。所以，让我们想象自己正在根据“奇迹”询问焦点解决的评量问句。你的来访者处于等级3，你问道：“还有什么其他的标志能说明你已经达到了等级4？”你会多次觉得，显然不用再问“还有什么其他的？”了，但是请再问一遍，你要再问一次这个问题：“还有什么其他的标志能说明你已经达到了等级4？”我们强调这个是因为它的确有效。

这一章我们介绍了很多关于提出奇迹问句和评量问句的方法和观点。然而，我们相信，在你自己现实的访谈环境里，最有用的方法一定是属于你自己的，特别是那些作为对来访者的及时反馈而出现在你脑海里的想法。回顾下你的实际工作，你使用奇迹问句时最棒的方法有哪些？还有什么其他的？

第五章

关于胃的讨论

这个案例中的来访者是罗伯特和他的母亲——克里斯廷，主要的治疗师是史蒂夫·德·沙泽尔，他的同事哈里·科尔曼负责在整个会谈中为来访者及时提供参考和评论。会谈从史蒂夫询问他们的名字开始。

罗伯特：罗伯特。

史蒂夫：史蒂夫。

克里斯廷：克里斯廷。

史蒂夫：克里斯廷，写下你的名字。然后你[向罗伯特做手势。]可以写自己的名字。

克里斯廷：好的。

史蒂夫：接着我看看我是否会读。

克里斯廷：可能会很难。

史蒂夫：[小声说。]你的名字，是的，我知道我读不出来。对我来说，是一个不错的锻炼。

克里斯廷：[笑。]所以。

罗伯特：还有我的名字？

史蒂夫：是的。

克里斯廷：[笑。]

史蒂夫：我必须知道你今天用的名字是什么，所以，好的。那么，首先，感谢你们今天能来。我希望我们的共同努力能有所帮助。这没有保证书，哈哈。我能保证我会尽自己最大的努力，我觉得你们也会的。让我们看看会发生什么？所以，我现在对你们几乎一无所知。我猜你正在上学吧。

罗伯特：我的确在上学。

史蒂夫：你在上学？

罗伯特：嗯哼。

史蒂夫：以前的老师会说你擅长什么？

[注解] 为什么你开始时问的是他哪方面做得好，而不是关于他的问题本身？

任何解决方法都必须和来访者的日常生活相符合，否则，当然会被拒绝。所以我们必须了解一些来访者的生活细节。这里来访者是专家，他们可以根据自己的现有知识建构解决方法。

当然，问题也属于生活的一部分，但是它属于来访者想要消除的那部分，所以我们想要建构的是一些符合逻辑且合理的解决方法，以便让这个有能力的人做些不同的事。

罗伯特：我不知道，我去那儿还不是很久。

史蒂夫：是的。

罗伯特：就是……在学校里，我是一个新学生。

[注解] 为什么在会谈中，稍晚一些谈论来访者的问题比较好？

一旦确定来访者拥有解决问题的技巧、能力和知识，我们就可以根据这些方面建立解决方法。这就为我们营造了一个有利的环境，在这个环境下讨论来访者的问题就显得比较合情合理。事实上，就算那些谈论自己问题时会比较害羞和感到不舒服的人，只要在合适的时间内，也能让自己放松下来谈论事情。这里毕竟是治疗师的办公室，比较适合谈论来访者的问题，所以这种情况会自动出现。

史蒂夫：好的。那你认为，在你以前所待的学校中，老师们会认为你擅长哪些方面？

罗伯特：地理。

史蒂夫：好的。

罗伯特：还有数学。

史蒂夫：数学，好的。很好，很好。你喜欢数学里的什么？

罗伯特：我喜欢数字。

史蒂夫：数字，是吗？好的。这么说数字对你来说有特别的意义？

罗伯特：是的。
史蒂夫：是的……哦，好吧……好的。克里斯廷，你每天是怎么过的？

[注解]你担心会漏掉问题吗？

我更担心自己会损害那些可能会对建立解决方法产生影响的方面，还有能否成功结束治疗。

克里斯廷：工作。我在一家公司工作，离这儿有点远。我们有些……[停顿，寻找合适的英语词汇，因为这不是他们的母语。]
罗伯特：我能帮你。
克里斯廷：是的。[笑。]
罗伯特：他们——他们做……你知道种到地里的种子吧？
史蒂夫：嗯。
罗伯特：生产种子，然后种到地里。
史蒂夫：哈哈。
克里斯廷：是的，就是这个。
罗伯特：他们生产那个。
史蒂夫：好的。你种植物，收获种子？
克里斯廷：是的，我们从事的就是这个。
史蒂夫：嗯，嗯。这份工作很适合你吗？
克里斯廷：是的。我已经在那儿工作16年了，所以，我觉得它很好。
史蒂夫：嗯。那么你的老板会觉得你的工作完成得很出色吗？
克里斯廷：老板们从不会说你的干得好。他们永远不会说任何好话。
史蒂夫：是的，我知道。但是如果你问他们呢，他们会告诉你吗？
克里斯廷：是的，我希望是这样。
史蒂夫：你希望这样。你对此有多少信心？
克里斯廷：非常有信心。
史蒂夫：非常，好的……那么——好的。到目前为止，我们做得都很好。

克里斯廷：[笑。]

史 蒂 夫：那么，我想问第一个问题，你知道这类问题的。10代表你完成了你和哈里在这儿一起制订的目标。

[注解]在这里，没有谈到多少与问题相关的内容。你会担心这时就提出解决方法有点太快了吗？关于来访者存在的问题，你并没有过多的询问，那么你是怎么知道自己没有漏掉一些重要的信息的？

随着会谈的继续，她会确信我需要了解更多与她的问题有关的信息……他们会告诉我这方面的事情，或者我会通过评量问句来获取这方面的信息。必要时，来访者会自然而然地告诉我问题的相关情况，把它作为评量等级中描述问题的性质及其解决方法的一部分。

克里斯廷：嗯。

史 蒂 夫：[接上句]你根本不用再去见他。0代表当你跟他联系，并问他说“我们能来见你吗”的时候，这是我随意定的。但是，这就是0所代表的情况。你认为自己的情况处在0到10之间的哪一点上？

[注解]我注意到了你用0代表问题，为什么？

0意味着问题处在一个区间范围内（–1~1），并不是固定不动的。将问题放在两个数字之间，就好像在向来访者表明，有些东西是他们已经知道的，我们只不过是在提醒他们罢了。在我看来，0是治疗的开始。通常情况下，在来访者电话预约和第一次会谈之间，情况会发生很多变化。因为这是最终的治疗，所以我想让来访者告诉我和治疗师，事情正在往好的方向发展。这点非常重要，有时治疗师不知道他们所做的工作有多么棒，所以这对他们很有帮助。

克里斯廷：时好时坏。

罗 伯 特：是的。

克里斯廷：还有……
史 蒂 夫：今天是……？

[注解] 你为什么问今天？为什么你不更关心等级的下降？

抱怨情况有多么糟糕是一种社会活动，而不是一种能有效引导解决方法的治疗活动。

即使情况时好时坏，我们也必须关注现在，因为我们需要建构下一（小）步骤。我们可以在会谈的稍晚时间再回来探讨他所说的“时好时坏”。但是，只要有可能，我想要得到尽可能高的评量等级，从而能继续了解来访者的能力。

克里斯廷：今天，我想，因为罗伯特开始在新学校上学……
史 蒂 夫：嗯嗯。
克里斯廷：已经……
罗 伯 特：3周了。
克里斯廷：是的，这是件好事……

[注解] 这些问题有没有可能导致你训练来访者按照某种方式思考和回答问题？

当然。人们在家说话的方式和在办公室、餐厅等场合显然不同，每个环境都能决定来访者说话的内容以及方式。

史 蒂 夫：好的。嗯。
克里斯廷：……对于罗伯特来说，这非常好。
史 蒂 夫：好的。
克里斯廷：因为刚开始14天，问题就来了。
史 蒂 夫：嗯，是的。
克里斯廷：所以，我希望我们的情况正在变好。
史 蒂 夫：是的。

克里斯廷：嗯，那么，我应该怎么说，5~6？
史 蒂 夫：你应该问问他，他有自己的想法。
克里斯廷：好的。[笑。]
史 蒂 夫：对吗？他也许不同意你的观点呢。
克里斯廷：不会。
史 蒂 夫：好吧。你决定说几？
克里斯廷：嗯，6。
史 蒂 夫：6？
克里斯廷：是，是的。
史 蒂 夫：好的，我也能接受6。
罗 伯 特：8。
史 蒂 夫：8。现在，就出现了一个问题了。如果你的情况在6或8上继续保持——我不清楚——让我们说6吧。这样算好吗？也许不是特别好，但也不错？
克里斯廷：是的，还可以。
史 蒂 夫：嗯，好的。
克里斯廷：因为这样已经很长时间了，所以……
史 蒂 夫：很好，很好。也许你能告诉我——我知道你开始好转是因为你在学校已经待了3个星期了，但是其他方面呢？你能告诉我6.5和0相比，有什么不同吗？
克里斯廷：我还是罗伯特？
史 蒂 夫：你。
克里斯廷：我，好的。
史 蒂 夫：他的等级是8，我们稍后会讨论这个问题。
克里斯廷：[笑。]好的。我想我发现罗伯特变得——他更……我不知道……更满意。

史 蒂 夫：嗯，嗯。

克里斯廷：[接上句]……他感觉自己现在的生活更好些了，他的胃不那么疼了。

史 蒂 夫：嗯，嗯。

克里斯廷：还有，他，是的，他在笑。他就像个17岁的……

史 蒂 夫：嗯。

克里斯廷：……孩子。但是开始的时候，他不是这样。

史 蒂 夫：好的。

克里斯廷：以前他的胃有很剧烈的疼痛。我不知道是否是因为到这个学校带来了变化，我不知道。

史 蒂 夫：嗯，我知道。

罗 伯 特：嗯，确实是这样。

克里斯廷：但是，我希望这样，我希望情况会越来越好。

史 蒂 夫：是的，是的。他认为情况真的在变好。

克里斯廷：是的。我也……我有一点[声音小得听不见。]……

史 蒂 夫：谨慎。

克里斯廷：谨慎，是的，我是。还有……

史 蒂 夫：我们应该抱有这样的希望。

[注解] 这非常有趣。有些治疗师会告诉她不要过于谨慎，或是通过其他方法消除她的疑虑。实际上当你同意她的观点，而不是去打消她的不放心，她反而会突然变得积极起来，转而谈论希望。为什么会这样呢?

如果治疗师试图打消她的疑虑，她就需要捍卫自己和自己的观点。因为情况时好时坏，所以她知道事情现在虽有所好转，但是不代表会一直这样下去。她的经验告诉她，保持谨慎是有理由的。一旦这点被接受了，她就能自由地表达对未来的期望。

克里斯廷：是的，但是希望是……我认为那是你必须去做的。你必须得有希望。

史 蒂 夫：是的，是的。有一点——你刚才说这个学校有些不同。他在那里待了3个礼拜？

克里斯廷：是的，对于罗伯特来说，这已经很长了。

史 蒂 夫：哈哈。

克里斯廷：这是4年来最长的一段时间了。

史 蒂 夫：等一下我会问他的。

[注解]我们注意到你不让她谈论自己的儿子？为什么？

如果一个人谈论另外一个人，其他人也许会有不同的回答，这样我就可能失去那些也许会对问题解决产生重要影响的信息。

克里斯廷：好。

史 蒂 夫：他是怎么做到的？

克里斯廷：怎么？我不知道。我只能说我不知道为什么他的胃没那么痛了。他能去上学，并且对自己的生活很满意。

[注解] 他们都说了很多“不知道”，这样会谈还在继续？你是怎么处理这种情况的？你是怎么应对那些不断重复“我不知道”的来访者的？

我认为“不知道”是来访者在面对有难度的问题时很严肃、合理的回答。所以，最好的方法就是在继续会谈前，给来访者一定的空间去思考这个问题。

史 蒂 夫：嗯。好的。那么对于这种情况，你是非常惊讶，还是只有一点点？

克里斯廷：我非常惊讶。对，我是。

史 蒂 夫：嗯。很好。所以你觉得搬来这里的3周使你有了一些变化？

克里斯廷：是的。

史 蒂 夫：最近。好的。你目前是怎么做的？你是怎么做到在学校待满整整3个星期的？

罗伯特：我确实不知道。我只是起床，觉得胃不疼，然后我就去上学了。

[注解] 这是他第一次谈到胃不疼了，和他之前谈到的胃疼减轻截然不同。这就引出了询问“现在有什么感觉”的问题。

史蒂夫：嗯。

罗伯特：非常简单。

史蒂夫：是的。很好，很好。为什么会……

罗伯特：我也不知道。

假设有这么一种说法：高兴是一种感觉，而悲伤是由不高兴组成的。那么没有某种感觉是否也是一种感觉呢？（RPP2:159）

史蒂夫：当你醒来时，你说自己没有那种胃疼的感觉了？那你有什么感觉？

罗伯特：有点疼，但不像以前那么疼。

史蒂夫：哦。

罗伯特：减轻了一些（疼）。

史蒂夫：是的，是的。

罗伯特：比以前减轻了。

史蒂夫：好的，疼痛减轻了多少？

罗伯特：减轻了非常非常多。

史蒂夫：非常多。好的。如果10意味着疼痛完全消失了，0代表最坏的情况，你现在的等级是？

罗伯特：7.5。

史蒂夫：7.5。对你来说，这是个很大的改善吧？

罗伯特：是的。

史蒂夫：好的。

罗 伯 特：这的确是个很大的进步。

史 蒂 夫：好的，很好。你知道发生了什么情况或者哪些方面得到了较大改善？

罗 伯 特：是什么导致变化的发生？

史 蒂 夫：变得更好。是的。

罗 伯 特：我不知道。它就是这么发生了。

史 蒂 夫：这可不是个愚蠢的问题，是什么导致了变化发生呢？

克里斯廷：[笑。]

史 蒂 夫：……你觉得是什么原因使你感觉更好了？

维特根斯坦提出一个关于感觉的重要问题，比如感觉更好了，那么，“在哪种环境下它才会发生呢？”（PI:188）

克里斯廷：嗯，我不知道。但是，是的，这3个星期，他们并没有真的一直在学习。他们一起组成了一个5人小组，不过是四五个新学生。其他同学出去做些……

罗 伯 特：实习。

克里斯廷：实习的内容是[声音小得几乎听不见。]……

罗 伯 特：但是他们现在回来了。

克里斯廷：是的。

史 蒂 夫：哦。

克里斯廷：但是今天是第一天。所以也许当……

罗 伯 特：这很棒。

克里斯廷：是的，很好。但是，我希望在做家庭作业和考试等事情的时候……这是自然要做的。当你到学校后——

史 蒂 夫：当然。

克里斯廷：是的。但是考试开始时，我希望罗伯特不要觉得自己——自己必须考得特别好。

史蒂夫：哦，我知道了。你觉得他在考试期间太努力了？

克里斯廷：是的，我知道他很努力。他想成为最好的学生。

史蒂夫：当然。

克里斯廷：是的，这一直是他的观点。

史蒂夫：很好，很好。

克里斯廷：但是，有时你会很长时间不在学校，所以学业上会有不少漏洞。

罗伯特：一些漏洞。

史蒂夫：当然了。

克里斯廷：我希望情况会继续变好。我希望这会有用……

史蒂夫：嗯。

克里斯廷：……对他有帮助。我希望他一切都好。

史蒂夫：好的。我们休息一分钟，然后回来。

克里斯廷：好的。

史蒂夫：对于他的胃为什么不那么疼了，你有什么想法吗？

哈里：我觉得这一直是个谜。他的胃疼好像……好像有一年了吧，还是更长？

史蒂夫：是的，也许有一年半的时间了。

哈里：可能还要长一点。我不理解。这个问题我也许问过一百遍。我不知道是什么导致了变化。

史蒂夫：嗯。

哈里：为什么他……

罗伯特：一千遍了。

克里斯廷：[笑。]

哈里：一千遍。好的，每次会谈我至少都要花15分钟来问这个问题。

史蒂夫：嗯，嗯。

哈里：我试着和他一起找出原因。

史 蒂 夫：也许是这个问题有些不对的地方。

哈 里：嗯，可能是。

史 蒂 夫：一定是这样。那么，让我们换个问题。好吧，你认为需要做什么或者需要发生什么——也许两者都包括——来确保自己的情况保持这种状态并且不再变得更糟糕呢？

罗 伯 特：我不知道，我没法知道，不是好就是坏。我没做什么特别的事情，我不知道。

[注解] 关于自己的情况，这个来访者并不确定自己知道些什么，这种混乱的状态是不是“语言的迷惑性”的例子？

也许是。要谈论并且描述生理疼痛是很难的，而且这种痛苦还是隐藏在身体内部的（胃里），别人没法看见。母亲怎么能谈论自己看不到的东西呢？关于胃部情况的外部可见标志真的很少，她只能通过一些间接的线索去了解。所以，她也只能根据外在的表现，比如呻吟等，判断“他正处于痛苦中”或“他不痛苦了”。他说“我胃痛”，“哎哟”，这只是一种评论，而不是母亲能从他的脸上得出有价值信息的标志。

史 蒂 夫：你有什么主意吗？

克里斯廷：我猜是希望。也许它就是希望。

史 蒂 夫：嗯，嗯。

克里斯廷：是的，我知道了。我努力想有这么一天，你每天都去上学，这是我所期望的奇迹。

史 蒂 夫：嗯。

克里斯廷：这不应该是个奇迹，因为你才17岁，你应该去上学。

史 蒂 夫：是的，这是你的任务。

克里斯廷：是的。但是……

哈 里：我想我们可以告诉你一些我们已经尝试过的东西。

史 蒂 夫：哦，天啊。我现在还不想这样。不要，我可以进行充分地想象。

哈　　里：他的行为模式很没有规律。
史 蒂 夫：嗯，然后呢？
哈　　里：你能想得到，是的。
史 蒂 夫：如果我搞砸了，你可以及时改正。

[注解] 来访者知道些什么？治疗师并不知道，来访者也是等到他们回答了问题后才知道自己知道什么。正因如此，不要试图引导他们，不要进行苏格拉底式的对话，只需停在来访者当前所说的层次上，找到提出合适问题的方法。如果他们不能回答，要么就是治疗师问的问题不对，要么就是提出问题的方式不对。说也奇怪，治疗这种社会事件，治疗师应该是专家，是了解一切的人。但是在SFBT中，我们却试图弄清来访者知道些什么。

哈　　里：[笑。]
史 蒂 夫：所以，这是个谜。现在，有另一个相关的问题。你觉得要在7~7.5上停留多久才能让你确定那种改善是永久性的？或者，有什么其他事情或方法能让你确信这是永久性的好转？

[注解] 你为什么决定在这儿用“谜”这个词？后来罗伯特确信这是永久性的好转，整个会谈随之发生了一连串的变化。你怎么知道要这样做？

每个人都说“我不知道”，所以它就是个谜嘛！也许治疗师在寻求帮助来访者控制痛苦的方法的过程中，其当前正在做的和已经做过的尝试都过于逻辑化和理性化。毕竟，如果情况偶然发生了好转，那么也就有可能偶然地变坏。

罗 伯 特：我不觉得自己会确定……情况会永久性的好转。
史 蒂 夫：嗯。
罗 伯 特：我想我永远都不会完全确信。因为曾经的情况特别差……我的胃那么疼，我不觉得自己会确信。
史 蒂 夫：好吧。那么我换个说法，更确定，而不是完全确定，怎么样？

罗伯特：大概两年时间吧。

史蒂夫：两年。好的。同样的问题——就是这个问题，实际上这是问你们两个人的[指克里斯廷。]。

克里斯廷：我一直在思考这个。

史蒂夫：很好。

克里斯廷：是的，嗯，我想我的答案跟罗伯特一样。

史蒂夫：嗯。

克里斯廷：我不敢想会有特别大的改善。

史蒂夫：对。

克里斯廷：所以，我只是想有些小的变化，而且希望这些变化会起好的作用。

史蒂夫：嗯。好的。那么，他[指罗伯特。]行为上的变化有哪些？

克里斯廷：现在？

史蒂夫：当他的胃感觉好些了的时候和感觉比较糟糕时相比？

克里斯廷：当他感觉变糟时，他什么事情也不干，只是看电视，一直睡啊睡。现在，他很开心……比过去开心。他能给你个拥抱，他高兴多了，然后他去上学。昨天你为今天的会谈布置了一些家庭作业。

史蒂夫：是的。

克里斯廷：他完成了，他必须完成。而以前感觉不好时，他会说：“是，是，我一会再做……现在不行，我太累了。”但是现在他自己完成了作业。

史蒂夫：这是一个奇迹。[转向罗伯特。]对你来说，这也是奇迹吗？

罗伯特：嗯，是的。[笑。]

克里斯廷：我知道他想做这些事。

史蒂夫：嗯。

克里斯廷：我一直都知道他想这样。

史蒂夫：好的。
克里斯廷：一直都是。
史蒂夫：嗯，嗯。
克里斯廷：那不是个大……
史蒂夫：问题。
克里斯廷：不，不是。
史蒂夫：哈哈。
克里斯廷：因为我知道你真的想做好，并且也想去做[转向罗伯特。]……但是他只是不能。
史蒂夫：好的，好的。你同意这点吗，关于你行为上的变化？
罗伯特：是的。
史蒂夫：与疼得厉害时相比？
罗伯特：是的。
史蒂夫：真的？
罗伯特：以前我睡很长时间。
史蒂夫：嗯。还有什么显著的变化？
罗伯特：我做事情更积极了。比如以前我感觉不好的时候，从来不会和朋友在一起，但现在有时会这样。
史蒂夫：好的。他们有注意到你的变化吗？
罗伯特：我不知道。
史蒂夫：如果他们在这里，我问他们，你认为他们会怎么说？
克里斯廷：我知道他们会说什么。
史蒂夫：好。
克里斯廷：我觉得他们不会说注意到什么……
史蒂夫：嗯。
克里斯廷：……因为罗伯特很擅长独自忍受痛苦。
史蒂夫：嗯，嗯。

罗 伯 特：隐藏。

克里斯廷：什么？

罗 伯 特：将疼痛藏起来。

克里斯廷：将它隐藏起来，对。

史 蒂 夫：我知道，好的。

克里斯廷：那么，其他人不知道罗伯特很……

罗 伯 特：就个人而言。

克里斯廷：……就个人而言，他们不——罗伯特和他们在一起时，他们并没发现他有这样的问题。

史 蒂 夫：好的，好的。我猜最大、最主要的变化是他们看见你和他们在一起？

克里斯廷：[低头不语。]

史 蒂 夫：嗯。好吧。他们接受了你？

罗 伯 特：是的。

史 蒂 夫：嗯，嗯。尽管有时你不在那里？

克里斯廷：是的。

史 蒂 夫：你怎么这么幸运，有这样好的朋友？

[注解]这是一个相当好的例子，通过来访者对此问题的回答，可以发现自己的优点，这是治疗师对来访者间接的称赞。

罗 伯 特：为什么我这么……

史 蒂 夫：幸运。有这样的朋友？

罗 伯 特：我不知道。真的不知道。

史 蒂 夫：哦，好吧。难道我问所有这些困难的问题，然后他们会根据你的回答付钱给我？

克里斯廷：[笑。]

史 蒂 夫：好吧。让我们来看看——你说现在的情况是8，胃是7.5。好的。让我们回到这个问题上来，你将怎么知道自己上升到等级9上？

罗伯特：嗯，疼痛感将继续降低。10是完全不疼了。

史蒂夫：好的。

罗伯特：但是在等级9时，疼的感觉非常小，胃疼更少一些了——这样是9。

史蒂夫：好的。随着你的胃疼程度减轻，那么在8和9时，你会做哪些现在没有做的事情？

罗伯特：应该没有什么吧。

史蒂夫：那么其他人怎么才能知道你好多了？

罗伯特：就像刚才说的，我很善于隐藏……

[注解]情况一般来说，我们会寻找例外的外在指标和强化物，比如我们会问谁会注意到变化。但是罗伯特对情况好转的描述则与他对胃部准确的感觉状态相联系。很多情况下，这样的例外的问题在于它实质上是感觉状态，他们是内部的东西，而非外部的。就像罗伯特在这里说的，他的朋友不会注意到。幸运的是，妈妈会注意到。当遇到类似来访者回答“不知道”或来访者与观察者都用“感觉更好”来描述解决方法时，你将怎么来决定下一步要做什么？

询问感觉状态的问句一般不会引出任何外部可强化的信息，所以我对是否关注“感觉更好”比较犹豫。在会谈的开始阶段，我们谈论的是“感觉不那么疼了”，接着就变成“感觉不到疼了”。这时会谈就开始发生转变。“不疼”是一种和“疼痛减少”截然不同的状态。

在提出“不疼时会发生什么”这个问题之后，来访者会变得更积极和好奇。而这种关于痛苦消失的描述让治疗师有空间去询问“取而代之会发生什么”——出现一些其他事情来取代痛苦，从而引出与解决方法相关的描述。接下来谈到妈妈和兄弟们会发现这些变化，所以你就会得到一些关于外部指标和强化物的信息。

史 蒂 夫：嗯，嗯。
罗 伯 特：……我的疼痛，所以，他们可能注意不到。

只有在某种正常的生活表现中才有关于疼痛的表达。只有在更广泛的、特定的生活表现中，才有关于悲伤、喜爱的表达，等等。

史 蒂 夫：妈妈会怎样?
罗 伯 特：我妈妈会发现。
史 蒂 夫：好的，妈妈看见什么，就会知道儿子又进步了一个等级?
罗 伯 特：我不知道，你得问她。
史 蒂 夫：我会的，我想你现在猜一下。
克里斯廷：[笑。]
史 蒂 夫：因为你了解你自己，你还了解她。
罗 伯 特：是的。
史 蒂 夫：那么什么改变会让她知道情况好多了？因为你不想她有错误的希望。[停顿。]
罗 伯 特：不想。
史 蒂 夫：好的。
罗 伯 特：我不知道怎么说。
史 蒂 夫：好吧。什么会告诉你这点？你说疼痛减轻了。但是，我不清楚你是怎么知道胃疼减轻了的。
罗 伯 特：它不疼了。
史 蒂 夫：是——代替它的是什么?
罗 伯 特：快乐的感觉。

有趣的是，维特根斯坦认为“快乐的世界与不快乐的世界有很大的不同”。（T:6.43）

史 蒂 夫：快乐的感觉，好的。也许我不该这么问，但你会在哪儿有快乐的感觉？你能告诉我吗？

罗 伯 特：代替了胃部的疼痛，那么快乐的感觉就会在胃里。

维特根斯坦的质疑者说："但是快乐（一种情绪）的确表达了一种内部的东西。"维特根斯坦的回答是："不。'快乐'并没有表达任何东西。无论是内部的还是外部的。"(Z:487)"快乐表现在面部表情和行为中。"(Z:486)

史 蒂 夫：好吧，好吧。因为有时我觉得快乐的感觉只存在于你的脸上和笑容中。那么你呢？你说你正在等级6上，对吗？

克里斯廷：嗯，嗯。[笑。]

史 蒂 夫：那要怎么样你才能知道自己到达7了？

[注解]越来越多关于罗伯特的现实生活及其问题的解决方法的细节在这次会谈中出现。类似这种情况下，如何通过提问来筛选细节，你对此有什么建议吗？

在某些方面，细节能引出细节。我们此时回到那些他能知道的内容上，而非像胃疼时好时坏这种他无法知道的内容。

克里斯廷：首先，自然是他不那么疼了。接着他每天都去上学，是的，他的成绩不错，还有就是……在学校都很好。

史 蒂 夫：一切进展顺利。

克里斯廷：是的。就像罗伯特说的，快乐的感觉。我能从他眼中和嘴里（的话）体会到快乐的感觉。还有就是他做的事情。

史 蒂 夫：比如说？

克里斯廷：比如说和他哥哥开玩笑，玩得更开心。

史 蒂 夫：好的。

克里斯廷：和他们互相打趣。

史蒂夫：他哥哥比他大多少？

克里斯廷：一个大两岁，一个大四岁。

史蒂夫：哦，两岁。他会跟哪个开玩笑？

罗伯特：都会。

克里斯廷：都会，是的。[笑。]

史蒂夫：好的。谁最有幽默细胞？

克里斯廷：托尼，排行中间的那个。

史蒂夫：所以他会注意到（罗伯特的变化）。

克里斯廷：是的，他会。

史蒂夫：我不认识他，所以我不能问他这方面的问题，他会是那个能发现罗伯特的等级上升的人吗？

克里斯廷：是的。

史蒂夫：因为你会更多地捉弄他，和他开玩笑。也和他打架吗？或者和最大的那个打？

罗伯特：我和他们两个都打架。

史蒂夫：和两个都打？

克里斯廷：[笑。]

罗伯特：是的，经常。

史蒂夫：是，是。谁会赢？

罗伯特：有时是我，有时是他们。

史蒂夫：[转向克里斯廷。]那么你一定……和3个这个年龄段的孩子生活，你一定要忍受很多：比如巨大的噪声，很响的音乐，和……

克里斯廷：是的。但是这不错，现在已经好多了。

史蒂夫：嗯，嗯。

克里斯廷：和三四年前比起来，他们现在能让人忍受多了。因为，有很多感受……

罗伯特：那是地狱。

克里斯廷：是的。[笑。]

史蒂夫：你的哥哥们会同意这点？

罗伯特：是的。

克里斯廷：是的。

史蒂夫：好的。那么对此他们也一定很高兴吧？

克里斯廷：是的。[笑。]

史蒂夫：嗯，他们会的。他们不会告诉你的[指罗伯特。]。他们也许会告诉她，但不会告诉你吧？

罗伯特：不会。

史蒂夫：好的，好的。如果他们在这儿，任何一个都行，他们会怎么谈论这个事情？为了在疼痛感方面保持7.5的等级，他们会认为你需要做哪些努力？你需要做哪些事才能维持这种快乐的感觉？

[暂停]

史蒂夫：好的，那么……

克里斯廷：[笑。]

罗伯特：[笑。]

克里斯廷：[笑。]

克里斯廷：我有点疑惑，我不知道该如何回答你问的问题。但是如果我们能回答的话，会很好。因为你知道你有了这样一种改善……

罗伯特：就是那样，就是那样。

史蒂夫：是……是……是，但……

罗伯特：没有什么可做的。

罗伯特：是……是……是，但问题是如果你不知道如何保持这种改善，情况可能会再次变糟。

[注解] 这好像是你向来访者澄清事实的时刻：你让他知道了你这么努力去了解他对如何保持这一改善的看法的原因。关于什么时候以及如何对来访者做这件事，有什么看法呢？

实际上，我只是在那儿自言自语。要记得，我们正在处理的是一个谜，还有很多线索被漏掉或隐藏了。我认为不存在我们“应该”或者“不应该”做这件事的时刻。也许在处理一个谜的时候，这样想会更有用一些。

罗伯特：在事情变糟之前，一定会发生什么。

史蒂夫：哦，是的。

罗伯特：当然，会发生些什么。我现在只是保持现有的情况。

史蒂夫：是的。

罗伯特：它被保持着。如果有什么不好的事情发生，当然，就会变得越来越糟糕。但是，如果有些好的事情发生，情况就会更好些。

史蒂夫：是的。

罗伯特：但保持就是……保持该有的样子。它就是那样。

史蒂夫：是的。但是，到时你会发现，只是保持，那么情况就会变坏。问题是，如果情况变糟了，你怎么让它回到7.5上来？

罗伯特：艰难的任务。

史蒂夫：是的，如果我们知道了你怎么保持7.5的水平的，然后你就会知道这个问题的答案了。哦，好吧。你幸运吗？

罗伯特：有时。

史蒂夫：有时。他是个幸运的人吗？

克里斯廷：是的，当他没有胃痛时，我想他是。

史蒂夫：那么你觉得他有足够幸运来保持这种状态吗？

克里斯廷：我希望这样，是的，我希望。我必须这么希望，因为……

史蒂夫：嗯，希望……是的。你会为这个打赌吗，如果你是个好赌的人？

克里斯廷：不。

史蒂夫：好吧。

克里斯廷：显然不会。[笑。]

史蒂夫：这正是我所担心的。是的。[转向罗伯特。]你会为能保持下去打赌吗？

罗伯特：不是非常想，但是……

史蒂夫：有一些。

罗伯特：一些。

史蒂夫：不会每件事都这样吧。

罗伯特：不会，不是所有的事。这样总是有风险的。

史蒂夫：嗯，嗯。好的。如果事情变得糟糕了，你知道如何让情况好转吗？

罗伯特：我想我不知道。

克里斯廷：不。

史蒂夫：这也正是我担心的。

罗伯特：这属于下一章节。

史蒂夫：对不起，你说什么？

罗伯特：这是以后的事了，这是以后的事了。

史蒂夫：是，我知道了。

罗伯特：现在情况非常好。我能上学。我可以学习。我能做作业，我可以和朋友们在一起。现在一切都非常好，我不知道做什么……

史蒂夫：是的。那么，你觉得——也许，也许我们漏掉了什么。你认为那会是做家庭作业，上学，微笑，和哥哥们相互捉弄和开玩笑……我漏掉了做家庭作业吗……我不知道我是否漏掉了那个？

罗伯特：和朋友们在一起。

史蒂夫：和朋友们在一起。如果你继续这样，你的胃会继续保持这种改善的状态？

罗伯特：是的，我认为是这样。

史蒂夫：是的，好的。也许是我们提问的方式有问题，好吧。你每周同朋友待在一起的时间有多长？在之前的3周内……

[注解] 事实上，这似乎是一个很好的问题，但是它让我们思考……我们怎么知道自己提问的方式存在缺陷？比如说，如果我们得到的回答对解决问题没有帮助，是不是意味着我们提问的方式有误？或者说我们问了一个错误的问题？有什么线索能让我们知道自己的方向是错误的？

这个还不是特别清楚。当然，重要的是反馈和答案，而非问题。我猜最简单的方法是这样的："如果你不喜欢这个答案，就换个问题。"当事情循环发展，任何不同的问题都可能是有用的。当然，无须刻意说什么，就像我做的那样。对于本次会谈来说，这种情况比较特殊。

罗伯特：在一周内——嗯，没什么，但是在周末……

史蒂夫：嗯。

罗伯特：……非常多。

史蒂夫：嗯。当你们在一起时，你和朋友们都做些什么？

[注解]这些问题好像为例外的时刻描绘出越来越丰富多彩的画面。你似乎很自然、让人很舒服地做到了这点。对于如何学会这样处理，有什么建议吗？

我是经过多年的练习，并且观察其他治疗师的现场治疗或治疗录像才掌握这点的。所以，我的技术似乎很自然并让人舒服，是因为这已经变成第二本能了，这也是做治疗师学习如何治疗的唯一途径，就像驾驶技术必须通过开车来学一样。

罗伯特：玩电脑。

史蒂夫：好的。

罗伯特：看视频。

克里斯廷：看视频。

史蒂夫：嗯，看视频。

罗伯特：看视频，还有玩……角色扮演。

史蒂夫：告诉我那是什么？你们在玩这个游戏时，你在做什么？

克里斯廷：[笑。]

罗伯特：哦，这很难描述。[笑。]

史蒂夫：好吧。我有时间。[笑。]等一分钟，等一分钟。这是你不愿意在她[指克里斯廷。]面前说的事情吗？

史蒂夫：不，这没关系。

史蒂夫：哦，好。我刚才忘记她在这儿了。

罗伯特：是的。

史蒂夫：有些事情是母亲不应该知道的。

罗伯特：哦，那没关系。

史蒂夫：哦，那没关系。好吧，角色扮演。好的，不管怎样，无所谓。[极小的声音。]过一会告诉我。其他的呢？

罗伯特：很多都是那个（指角色扮演）。

史蒂夫：你和朋友会花时间去做……

罗伯特：[极小的声音。]

史蒂夫：会一起做作业吗？

罗伯特：不会。

史蒂夫：你们不这样？

罗伯特：我们不在同一……

史蒂夫：你们不在一个学校。好的。你有多少时间是和哥哥们在一起度过的？

罗伯特：剩下的时间。

史蒂夫：剩下的时间，好的。那你们又都做些什么呢？

罗 伯 特：我和哥哥？
史 蒂 夫：是的。
罗 伯 特：看电视。
克里斯廷：玩电脑。
罗 伯 特：玩电脑。[笑。]
史 蒂 夫：好的，你最喜欢什么？
罗 伯 特：对我来说？
史 蒂 夫：是的，对于你。
罗 伯 特：休息。
史 蒂 夫：哦。
罗 伯 特：[笑。]
克里斯廷：[听不见。]
史 蒂 夫：我怎么能知道你在休息呢？你能告诉我你是怎么做的吗？
罗 伯 特：就是躺在沙发上看电视。
史 蒂 夫：好的。
克里斯廷：我试着对他说他得做些什么，他得动一动，运动一下或是别的什么，因为他……
史 蒂 夫：[笑。]那是休息啊。
克里斯廷：是。对，有时休息就是什么也不干。
罗 伯 特：[极小的声音。]
克里斯廷：是的。
史 蒂 夫：好吧。但是，到目前为止，他没有做过这些？
克里斯廷：没有。
史 蒂 夫：那如果他这样做，开始锻炼呢？
克里斯廷：是的，我……
史 蒂 夫：会告诉你些什么？

克里斯廷：是的，这会告诉我他的感觉正在变好。
史蒂夫：嗯，嗯。
罗伯特：但是我不想锻炼。
克里斯廷：是，我知道。但是……
罗伯特：[笑。]
史蒂夫：锻炼一般不是你想去做的，而是应该做的。
克里斯廷：是的。但是他会有一些一个礼拜的短假。
罗伯特：上周。
史蒂夫：上周。几乎都是晴天，他每天都出去，和……
罗伯特：朋友。
克里斯廷：朋友，还有托尼。
罗伯特：我哥哥。
史蒂夫：哦。
罗伯特：排行中间的那个哥哥。
史蒂夫：中间的哥哥。
克里斯廷：中间的哥哥，对。他们在外面踢足球。多美好啊，看见……
罗伯特：那就只剩你一个人了！
克里斯廷：[极小的声音。]
史蒂夫：这对她也是很好的。
克里斯廷：是的，不错。但是这真的没关系，因为……
史蒂夫：噢，这确实有关系。[笑。]
克里斯廷：我看见他和他的朋友们出去了。
史蒂夫：哦，好的。
克里斯廷：这很好。
罗伯特：那是因为阳光很不错。
克里斯廷：是的，那是假期。所以……

史 蒂 夫：哦，好的。所以，一般都是在假期才踢球，是吗？
罗 伯 特：是的，当它是……
史 蒂 夫：嗯，……
罗 伯 特：外面阳光明媚的时候。
史 蒂 夫：是……是……是，当然。你不会在暴风雪里这么做。
罗 伯 特：不，可以的，可以在雪中踢。
史 蒂 夫：你可以做到。
罗 伯 特：我以前在雪中踢过。
克里斯廷：[笑。]
史 蒂 夫：嗯，你那时一定感觉很好。
罗 伯 特：什么？
史 蒂 夫：你那时一定感觉很好。
罗 伯 特：是的，这是两年前的事。
史 蒂 夫：噢，那么，如果周六要下雪——就这个周六——你觉得你会出去，可能出去踢足球么？
罗 伯 特：可能会吧。
史 蒂 夫：好吧。
罗 伯 特：但是我不喜欢下雪天。
史 蒂 夫：是么。我记得我在你那个年龄的时候，还会——出去，在雨雪天打篮球呢。
罗 伯 特：那真好。
史 蒂 夫：是啊。家长们会……无论如何，我妈很担心，“哦，你们会生病的。”但我们从没有生过病。
罗 伯 特：[笑。]
史 蒂 夫：嗯。就是这样。所以有时候他们会出去，去踢足球，你很高兴听到他们去做这些事情，这能让你给自己一些时间。

克里斯廷：是的。

史蒂夫：嗯。这也很好。而且……而且当他做这些事情的时候，这对你来说是一种鼓励，让你觉得他的情况越来越好了？

克里斯廷：是的，是这样的。

史蒂夫：嗯，嗯。好，挺好。那么这是你第一次和他们踢球？

罗伯特：不是的。

史蒂夫：不是。

克里斯廷：他们不是经常玩。

罗伯特：夏天我们总会在一起玩。

克里斯廷：是的。

史蒂夫：嗯，嗯。

克里斯廷：在夏天，是的。

史蒂夫：嗯，嗯。好的，好的，挺好。那么，你说在这之前一直都处于6.5~8，是不是这种状态要保持差不多两年，你才能确定那种改善保持住了。

罗伯特：对的。

史蒂夫：这是很长的一段时间。

克里斯廷：是的。

史蒂夫：什么能够让你相信你不需要等两年的时间呢？有没有什么想法？你们都可以说。

克里斯廷：如果我看到罗伯特每天都去上学……好吧，你有时会生病。

史蒂夫：那当然。

克里斯廷：但是，如果你……你继续上学。你在家然后又去了学校，这样是可以的。

史蒂夫：嗯。

克里斯廷：这样我可能有多一丁点的希望……

史 蒂 夫：嗯。

克里斯廷：……这种情况将会，这种情况将会保持下去。

史 蒂 夫：好的，好的。不过你知道，他可能会得其他的病。

克里斯廷：我知道。

史 蒂 夫：那会怎么样。你知道每个人都会遇到这类事。

克里斯廷：是的。

史 蒂 夫：嗯。

克里斯廷：可能那些，会更容易解决……

史 蒂 夫：嗯。

克里斯廷：……但以这种方式……

史 蒂 夫：是的，是的。

克里斯廷：并不那么容易。

史 蒂 夫：是的，绝对是这样的。

罗 伯 特：我现在已经很好了。

克里斯廷：是的，那很好，那非常好。

史 蒂 夫：嗯。这很难讲，因为他的胃有点——有点让人摸不透，你不会知道他的胃什么时候会疼，这很难讲。是的，嗯，好的。所以说，你越来越常看到他踢足球，他去学校的次数越来越多，不需要你唠叨他，也能完成更多的作业，也会越来越常开玩笑，等等，当这些事情发生时，你就会越来越确信他的情况会继续有所改善，是这样的吗？

[注解] 这听起来像是总结，但实际上它不是，因为它确实是以问题形式出现的。然而，这些问题列出了许多“例外”的细节，你在整个会谈中所收集的一系列微小的细节现在都放在了一起，拼成了一张问题解决方法以及来访者脱离问题后的生活的图画。这样列出“例外”确实更像一种确认，似乎治疗师在问，“我这样想是对的吗？”而并不像一个总结。

克里斯廷：是的。
史 蒂 夫：好的。非常好。足够清楚了。

[注解]你之前提到的那些细节是问题解决的外部指标吗？

是的。像上面那些细节以及与之差不多的内容都是问题解决的可见的外部指标。

克里斯廷：而且，也许我会真正相信这一点。
史 蒂 夫：嗯。
克里斯廷：如果这真的有用的话，那么一切都会好起来。
史 蒂 夫：嗯，嗯。
克里斯廷：因为如果不是这样的话，他就只能这么一天天的过下去了。

[注解] 与会谈开始的时候相比较，这是一个令人惊奇的转变。她的期望真的已经发生了改变。你是如何达到这一点的？

我认为这是一个符合逻辑而且非常合理的结果，它是这一谈话自然而然达到的结果。

史 蒂 夫：不，会的，会的，肯定会有用的。嗯。那么，那么关于这一改善，还有什么我需要知道的、有用的或重要的信息是我忘记问或你忘记告诉我的吗？
克里斯廷：我想没有了。[转身问罗伯特。]你觉得呢？没有了吧。
哈　　里：这与我们上次1月份见面时有了很大的不同，没有那么绝望了。
克里斯廷：是的。
史 蒂 夫：你是不是真的有点……
克里斯廷：嗯。
哈　　里：我一直在想我说过的话。我说我感觉自己对你并没有任何帮助。
克里斯廷：嗯。
哈　　里：我几乎可以告诉你们，你们这些家伙，已经开始自己帮助自己了，我给你们提供了见史蒂夫的这个机会。这是否能让……我在考虑那是不是有点……是不是能让你考虑到这些或是否会有些什么东西能触动到你。你们过去在相当大的程度上都指望着来找我，至少你是这样，克里斯廷。

克里斯廷：是的。

哈　　里：我不确定你是不是[指罗伯特]，但是你妈妈是这样的。

克里斯廷：我在做……我已经做了各种努力去……

罗 伯 特：每一次机会。

克里斯廷：……帮助。是的，帮助罗伯特。我……有时，你不得不去咨询一些人，那些专门处理这类问题的人，他们可能会对你有很大的帮助。

哈　　里：那么当我说我不能帮助你时，你做了些什么？

克里斯廷：我回到家，坐下来，大哭了一场。[笑。]

哈　里：在这之后你又做了什么呢？

克里斯廷：哭过之后，我对自己说，是的，我们必须要设法……你必须抱有一个希望，就是这次见面会再次让我们相信一些事情，是的。

哈　　里：好的。

克里斯廷：你知道吗？你明白我所说的意思？

哈　　里：我不是很确定，但是……

克里斯廷：你不明白。

哈　　里：……也许史蒂夫明白。

史 蒂 夫：我突然想问一个问题，你有女朋友吗？

[注解]你怎么会决定要提到女朋友的？

在我看来这好像是他所描述的日常生活及“奇迹”中唯一遗漏的部分，一般像他这个岁数的男生至少会说起女孩。所以，我对此感到很疑惑。

罗 伯 特：什么？

史蒂夫：你有女朋友么？

罗伯特：没有。

史蒂夫：没有啊。那么如果这件事发生了，当你有女朋友了，你认为你的人生会受到什么影响呢？

罗伯特：嗯，我当然会比现在更开心一些。

史蒂夫：嗯。你认为这会对你改善自己的情况有一定的帮助吗？

罗伯特：可能会有的。

史蒂夫：是么。哦，好吧。这只是我突然想到的一个问题……[指哈里。]你还有问题么？好的，我想我们需要休息一下，10分钟后回来。好好放松一下吧。

克里斯廷：嗯，好的。

史蒂夫：只要放松就好。你对此还需要多加练习。

[暂停]

史蒂夫：我很高兴你们俩今天都来了，我想我见到了一些之前没听你说过的新才能。[史蒂夫所说的才能是指在休息期间罗伯特在办公室黑板上所画的画。]

哈里：我记录了团队成员所说的关于你们的一些内容。

克里斯廷：嗯。

哈里：你对孩子的担忧与关怀，以及坚持不懈的精神都给他们留下了很深的印象，——与此同时，你一天天地聪明能干起来。我的意思是你这4年一直都在寻找帮助。

克里斯廷：是的。

哈里：你一直都没有放弃。而且，必须要……

克里斯廷：我不能放弃。

哈里：哦，当然，但是你必须要知道是什么能够给你这种力量，让你可以继续去寻找那些你能够去做的事情。

克里斯廷：是的。

哈　　里：不相信这是不可能的，这种想法给了你力量。与此同时，又对这一点很谨慎，这是非常明智的。好的，还有人指出了这样一个事实，那就是你非常非常善于分享看到他变得更好时的喜悦心情，并且能够向他表露出来。

克里斯廷：是的，但是我认为那是……那是某个……[事情]，你已经给我指出来并设法……让我去做的，有时当我在想“我该做什么，我能做什么，我该怎么做？”时，我会想起这一年半内在我们的会谈中你所说的那些简单的话语。你曾经说过：“试着去看看刚刚发生的好事情。”我认为我和我年长的儿子们很亲密，我们常常聊天，当他们发现我对任何事情都感觉不太好时，他们就设法把我踢[让我。]到这儿来。

罗伯特：把你踢到这儿来。

克里斯廷：[笑。]

哈　　里：很好。非常好。非常好。

史蒂夫：是的，是的。

克里斯廷：[笑。]

史蒂夫：很好，我很高兴听到这些。他们想说……想要让我告诉你，你那出色的英语表达也给他们留下了深刻的印象。

罗伯特：谢谢。

史蒂夫：那么……我想，你知道……“出色”是个好词。嗯，我还对你的观察力和幽默感有非常深刻的印象。

罗伯特：虽然这不值钱，但很有用。

史蒂夫：那当然。你知道的……我认为确信好事情会发生在你身上是个好想法，因为这样你可以……继续让情况变得更好。你知道我不太清楚你会怎么做，但是，能从你所说的话中明显地得知这一想法，我很同意这一点。有好事发生时，你会感觉更好些。我在想，清晨醒来，当你觉得胃里有一些让人舒适的感觉时，你应该试着与这些感觉做朋友。

[注解] 但是这些“快乐的感觉”对他来说是新鲜的，但是胃痛却已经缠绕了他许多年。而这个尝试或许能对来访者有所帮助，可以让他们有足够长的时间去记得那些“快乐的感觉”，这样可以让他们学会每个早晨都自然地带着“愉快的感觉”醒来，开始新的一天。

当然，这个尝试与会谈中其他的所有事情一样模糊不清。任何不那么模糊的事情，在来访者眼中都有可能是“不恰当的”，因此，来访者就不会发现决定去做这个尝试对他是有帮助的。

罗伯特：跟我的这些“愉快的感觉”做朋友？

史蒂夫：是的。

罗伯特：好的。这听起来有点奇怪。

史蒂夫：是的，是的。但在某种意义上，他们是新朋友。你应该尽可能地了解他们。仅仅需要每天早晨花大约5分钟的时间跟他们在一起，体会他们。这只是一个想法，我认为这或许会有一些——帮助。但我也不能确定。最后，我再一次感谢你们的到来。我希望这次的治疗会对你们有一定帮助，也希望有一天你们会这样告诉我。就这些了。

[注解] 你是怎么选定这个反馈的？你似乎引用了罗伯特的原话。在这样的情况下，使用来访者的原话是不是很重要？

通过运用来访者自己的语言，可以让来访者感觉到我确实在听他们所说的话。即使来访者所表达的意思在取词释义上有些许错误，但我也不想去更正。

哈　里：嗯，与你的胃交朋友。

史蒂夫：好的。那么，照顾好你自己。

[注解]妈妈在解决问题的过程中有作用吗？

妈妈对问题得以持续解决起到关键性作用。

如果妈妈不在这里的话，你要怎么着手处理呢?

也许，由于妈妈的深度参与，如果她不在，他会转而集中精力去想她是如何看待自己现在的状况的。我可以想象，他会尝试去欺骗她，让她认为变得更好了。

克里斯廷：你也是。

史 蒂 夫：玩得开心。我想我该准备……

哈　　里：我们之后的某个时间还要再安排一次会谈吗?

克里斯廷：是的。我想我们应该从……

史 蒂 夫：尤其要学习如何保持这种改善。

克里斯廷：是的。

哈　　里：还有他是怎样与那些愉快的感觉交朋友的，这是一个很有趣的点子，我从没想过。

克里斯廷：是的。

哈　　里：谢谢，史蒂夫。

[注解]从系统论的观点来看，有些人可能会把他的疾病解释为是一种回应，是对妈妈需要他待在家里的回应。你是怎么想的?

像这样的理论是基于解释说明而非观察得出的，这会使治疗师不去寻找那些建立解决方法所必要的信息。此外，妈妈也说过她希望儿子能感觉更好一些。SFBT倾向于根据人们所说的话来认识或理解他们。

SFBT是一种只问问题的疗法吗? 整个会谈期间，你问了一个又一个的问题……在SFBT中，是否有“指导”和“阐明”的一席之地呢?

“指导”和“阐明”会倾向于使会谈远离我们所要处理的问题，让我们对人们产生奇怪的想法。提问就不会出现这些问题，提问会使治疗师就待在所要处理的问题那里……提问会阻止我对来访者作出自己的解释。

第六章

丢掉空想，用心观察

我对维特根斯坦的著作很感兴趣，也常在我关于焦点解决短期治疗（SFBT）的文章和培训班中引用他著作里的内容，难怪经常会有人问我这方面的问题。维特根斯坦将他所关注的哲学问题视为语言内部的陷阱。当然，我们需要使用语言来对抗这些陷阱和难题给我们带来的困惑。SFBT以及其他的一些疗法和哲学一样，都是通过语言交流来进行的。因此，治疗师和来访者也同样会陷入类似的陷阱中。显然，语言是治疗过程中最重要的工具，我们也利用语言让自己走出由语言自身所造成的困惑。

因为我一直坚称SFBT是一种没有基础理论的活动，所以当我反复提到一位哲学家的著作时，即使不让人感到相互矛盾，至少也会觉得比较奇怪。这会使得很多读者和学员都错误地以为维特根斯坦的著作中恰好提供了SFBT所缺少的理论。但他们很快就会发现，当他们在寻找哲学理论或体系时，就会很快陷入迷惑之中，因为维特根斯坦确实没有提供这样的理论体系。相反，他的著作毫无体系、杂乱无章、离题、不连贯、会从一个主题快速地跳到下一个主题，这就意味着读者在阅读他的文章时，必须要非常努力认真，才能跟上他交错的思路。维特根斯坦谨慎地用这种极具颠覆性、策略性的方式，使读者能用全新的方式来进行思考。

将维特根斯坦称为20世纪最伟大的哲学家一点也不过分。他的著作与其他哲学家的一点也不相同。伯特兰·罗素称他为“天才”，很多人也都这么认为，无论他们是否处在哲学领域。例如，斯格罗就称他为“当代最伟大的哲学家”，他说：

> 维特根斯坦的后期哲学跳出并颠覆了传统的哲学观念。传统观念认为，困惑中的人需要进行哲学上的治疗。苏格拉底是这种观点的典范。他游走于雅典街头，询问路人，很快便揭示了在根本性问题上，人们想法上的肤浅和矛盾之处。对维特根斯坦来说，重点在其他方面。那些像苏格拉底和他的继承者一样“搅起尘土，却又抱怨自己看不到”的哲学家，才是需要帮助的。（strol, 2002: 5）

从2 000多年前哲学起源开始，哲学的重点就一直在个体的困惑和复杂性上，想要去了解个人内在状态和过程。哲学家们沉溺于寻找事物的本质——“思想”“知识”“存在”“物质”“时间”“自我”“名称”等。心理学作为近期哲学发展出的分支，继续研究着人们的思想、情绪和行为。心理学和精神病学都在试图了解人们出问题的内在原因，并想帮助人们解决这些问题。

维特根斯坦看待传统哲学问题的视角有些不同：

> 当哲学家使用“知识”“存在”“物质”“自我”“命题”“名称”等词语，并且试图抓住事物的本质时，他们必须问问自己：在语言游戏中，这个词语确实是这样使用的么？
>
> 我们要做的，是将这些词语从抽象形式带回到日常生活中去。（PI: 116）

对于普遍意义上的分类（例如诊断），维特根斯坦认为：

> 哲学家和心理学家给出的分类，就像是一些人通过形状来对云朵分类一样。（PR: 154）

对维特根斯坦来说，作为一个哲学家，“日常使用”是他从事工作的基石。举个例子，他用这样的方法来解决一个经典的哲学谜题：

> 对比“知道”与“表述”：
>
> 勃朗峰有多高？
>
> “游戏”这个词是如何使用的？
>
> 单簧管的声音听起来怎么样？
>
> 如果你对一个人可以知道某一事物，却没办法表述出来而感到惊讶，那你的思考方式一定和第一个问题一样，而不是第三个。（PI: 78）

很明显，“知道”和“表述”这两个词有很多种用法。当我们思考单词本身的含义，而非它们在使用时体现出来的含义时，问题就出现了。比如，知道单簧管发出的声音听起来如何，与知道勃朗峰有多高，所使用的“知道”是不同的。对这两者进行描述也是完全不同的两种活动，这并不难理解。我们学着去使用这些词语，但却并不期望我们自己或其他人能描述出单簧管的声音是怎么样的。哲学家们总是用传统的方式思考，希望能找出“知道”与“表述”的本质。但当他们将这些词抽离生活时，这些词就变的难以理解了。

在维特根斯坦的工作过程中，他的脑海中似乎有很多目标：“在传统哲学中，几乎所有的问题——变化、宇宙、抽象思维、怀疑、意义、参照以及思想——都起源于柏拉图和笛卡尔的思想。”（Stroll,2002:105）正如康德和维特根斯坦的早期著作一样。威廉姆斯（2002）写道：

> 笛卡尔认为，人们通过自己的思想得出了独特的毫无谬误的想法，这恰恰表现出人们思维过程中的直觉性与意向性。这种认识论说明了凌驾于公众、社会之上的心理特权及主观意识，正是语言、信仰和知识的来源。（Williams,2002:2）

这种认为个人的想法是特殊的、并且完全正确的个人主义观点，对传统的心理学和精神病学非常重要。此外：

> 维特根斯坦从根本上反对将经验和认识看作是某种知觉信息与心理结构、心理活动的混合体，否认了笛卡尔和康德的各种形而上学的观点。对经验、判断和行为存在的可能性来说，语法、规则、概念并不是先验性的形而上学的或认识论的条件。语法上的论点、规则和观念可以从我们正在进行的活动中、从我们的语言游戏中抽象出来，但是他们本身并不基于这些游戏。（Williams,2002:3-4）

在20世纪的大多数时间以及21世纪里，传统的心理治疗都基于传统的哲学框架。例如，人们将情绪看作人内心世界中的东西。有时，情绪会被看作是人们行为的导火索或诱因。（可以肯定，我们时常会说，情绪是促使我们行动的原因，这是一种更为普遍的说法。）因此，心理治疗的重点被放在了控制个人的情绪上。

> 人们常会用一些被误解的观点来描述某些心理过程。比如人们认为感觉是私人的、想象是自发性的、人们是依照自己的意图和信念进行活动等。按照维特根斯坦所说，这些观点被误用了，因为这些观点都源自经验主义所强调的人的内心世界和行为动机。实际上，遵守语法规则的论述，使得他们成为语言游戏的标准。他们就如同“象在国际象棋中走斜线”一样。这种陈述表达出了一种游戏规则，而不是像经验主义那样描述象是什么样子以及是如何走动的。有时，他们也会从棋盘上滚下来。（Williams, 2002: 10）

但是，关于理论的问题呢？

> 理论是一种概念系统，旨在为某一领域的知识提供一个总体性的解释。
>
> ——Wald Godzich（1986）

“理论”这个术语有很多种定义和用法。在我过去20多年所执教的培训班、研讨会、训练课上，大多数治疗师会以一种类似高滋（Godzich）所提出的定义来解读“理论”（见上）。大多数治疗师似乎恰恰需要这个：一个SFBT的总体解释。从表面上看，这是个合理的需求。毕竟，若不是全部，也是大部分疗法都有理论依据，如典型精神分析。弗洛伊德提供了一种重要的可以用来解释几乎所有东西的理论，如果SFBT没有这样的理论，治疗师们可能会担心，当他们与传统治疗师讨论、辩论和对比时，传统的治疗师可以使用已被高度认可的理论武装自己，而自己却没有理论依据可以作为支撑。

“但是，SFBT背后的理论是什么呢？”这个问题总是出现在培训班上，并且随着对SFBT感兴趣的人越来越多，这个问题的呼声也越来越高。这个问题假设首先要拥有一个理论，才能为使用SFBT的治疗师提供一种确定的形式。拥有一个理论，可以消除不确定性。根据韦塞所提出的，“在弗洛伊德的工作中，最为一致的特性是他那独特的信念。他认为，选择一个或一小组典型的案例，就可以很快知道其他所有案例的基础和本质。”（Bouveresse，1995:45）因此，在弗洛伊德的心理动力学中，只有一种类型的笑话，一种类型的歇斯底里，一种类型的梦。

根据弗洛伊德的理论，所有的梦都是现实中实现不了和受压抑的愿望的替代性满足。（维特根斯坦说）在弗洛伊德的案例中，利用了一个普适化的论述……梦不仅仅是愿望的替代性满足，并且他们的本质就是愿望的满足。（Bouveresse, 1995:59-60）

换句话说，如果分析一个病人的梦，治疗师和病人最终会发现梦是愿望的替代。而当治疗师分析下一个病人的梦时，却发现这个梦不是愿望的替代。这是不是说明这种理论是错误的或并不是所有的梦都是愿望的替代？不，这说明在某些方面，分析方法出错了。因为治疗师们始终相信，梦是愿望的替代，所以，肯定是在分析过程中出现了错误。让我们看看维特根斯坦怎么说：

> 弗洛伊德受到了19世纪心理动力学的感染——正如心理动力学感染整个心理治疗领域一样。他希望找到一个有关梦究竟是什么的合理解释。他希望找到梦的实质，并且他排斥那些认为他并不完全正确的建议。如果他在某些方面错了，那对他来说，就是他全都错了——他没能够真正地找到梦的实质。（L & C: 48）

这里有些东西是不正确的。就如歇洛克·福尔摩斯会说，事实可以改变理论，但是理论不应该也不能改变事实。

弗洛伊德被治疗师和全世界看作伟大的理论家。实际上，他常常被看作是20世纪最伟大的思想家之一，但是，他所建立的理论似乎是没有任何根据的。举个例子，让我们来看看弗洛伊德写的关于他的同事布鲁克的内容："下一个问题，是人们是否能够基于一个病例进行总结归纳。他所总结出的东西在我看来是那么的基础，以至于我不会相信有哪个歇斯底里病例中没有他们的存在，除非有一个病例可以证明这一点。"实际上，弗洛伊德希望从一个病例（Sulloway,1979：52）中归纳出适用于所有歇斯底里病例的情况。弗洛伊德称他所做的这项工作是"科学的"！

> 在弗洛伊德的理论中，把梦看作掩饰性的愿望满足这一模式，并不能说明梦究竟是什么。也就是说，这样一种确定了所有现象的讨论形式的原则会使人不安。正如人们发现梦的实际性质一样：这适用于所有的梦，并不是因为通过对不同的梦进行科学研究能够证明它，而是因为在讨论中人们会优先考虑这一点。（Bouveresse, 1995: 47）

因此，弗洛伊德的理论并不如他声称的那样科学，更像是一种虚构的理论。当然有人会提出还有一些其他的理论并非像弗洛伊德的那样推理问题，但是你们只要看看高滋（Godzich）对于"理论"的现代定义，就会发现它与弗洛伊德的理论有多么的相似，一个"总体性的解释"很容易说明其所在领域的本质，但是"总体性的解释"这一术语本身就暗示了对少数例子加以概括而得出结论的可能性。

维特根斯坦在他的实践哲学中对"理论"有这样的论述：

> 我们或许并不能发展任何一个理论，在我们的思考中不能存在任何假设，我们必须摆脱对于事件的所有解释，而仅仅去描述事件本身，描述会使问题更加清楚明了，这正是它的意义所在，当然，这些问题并非基于观察或实验。尽管这可能会导致我们误解这些问题，但在一定程度上人们通过观察语言的使用方式来解决这些问题，我们也正是通过这样的方式来认识语言的这些实际使用方式。我们并非通

过寻找新的信息来解决问题，而是通过重新整理我们已知的内容来解决。哲学与理论就是一种我们运用语义来防止自己陷入困惑的方式。（PI: 109）

他还认为“放弃所有的理论的困难在于，我必须把那些看似明显不完整的现象看成是完整的。”（RPPI:723）

当然，放弃所有的假设及解释意味着治疗师必须很努力地使自己仅仅停留在谈话表面，仅仅是去聆听与交谈，只关注于谈话本身以及那些对谈话的说明，可以以此来观察语言的使用方式。另外：假设人们总是习惯于在描述某个物体时，围绕着它在空中划个圈。我们可以想象一个哲学家会说“所有的物体都是圆形的，因为桌子是这样的，刀是这样的，灯泡是这样的”，等等，每说一次，就会在那个物体周围划一个圈。

> 我们拥有一个理论，一个语言命题的“心理动力学理论”，但是这并没有告诉我们理论本身是什么，关注于一个特殊且清楚直观的案例是这种理论的特征。“这表明了这个事件在其他情况下的发展方式，这个案例是一个范例”“很显然，这件事情就应该是这个样子的”，我们这样说着，并且对此深信不疑。其实我们只是看到了事物表现出来的比较明显的一种形式，但是还有很多潜藏的东西是我们没有看到的。
>
> 概括总结一个案例的这种趋势似乎在逻辑上有一个非常正当的理由：“如果一个命题是一个图像，那么其他的命题也是一个图像，因为他们拥有共同的性质。”但这只是因为我们盲目且固执地认为研究的目的就在于找到一个该领域普遍适用的规则或本质（Z: 443-444）。

像许多甚至是大部分的理论那样，这样的一个理论告诉我们事情应该或必须是怎么样的，而不是告诉我们或是在描述事情本身是什么样的。在说明与教授SFBT的相关练习时，我们要求大家关注于事情本身，这样可以让学习者了解如何应用SFBT。在我看来，治疗师们只有通过实践才能真正地了解什么是SFBT。

当然从所有的事物中概括出一个例子的方式是最普遍的，这看起来很自然，也很正常，但这种理论忽视了事物会有其他可能性这个事实，正如维特根斯坦所说的，这种概括性的例子只是在人们看来较为明显的一种表现形式。有趣的是，维特根斯坦之前所批判的那位论述“如果一个命题是一个图像”的哲学家正是他自己，因为这是其早期哲学中的论述。

在我们更进一步探讨这个问题之前，让我们来看看维特根斯坦举的一些例子：

> 试比较：一个没有牙齿的新生的婴儿
> 一只没有牙齿的鹅
> 一朵没有牙齿的玫瑰花
> （PI：221-222）

这似乎看上去很愚蠢（要知道维特根斯坦在小学当过老师），我的第一个感觉告诉我第三个陈述是对的，但维特根斯坦却认为第二个陈述更有可能是对的。显然鹅的嘴里没有牙齿，但是你可以在哪里寻找玫瑰花的牙齿呢？目前还不要急于将第三个陈述看作一句废话而拒绝接纳，在这一类练习中，维特根斯坦建议我们可以从它的对立面来思考：一朵有牙齿的玫瑰花。在何种情况下这句话才能成立呢？我们可以编造一个这样的故事：一只奶牛在咀嚼它的食物，接着呢，它的粪便用来给玫瑰花施肥，因此玫瑰花的牙齿在牛的肚子里。这并不是完全不着边际的，因为人们不知道可以从玫瑰花的哪个地方找到它的牙齿（PI：221-222）。这个例子（也可以说是一个笑话）强调了在我们理解一个句子时，了解其所在的语境的必要性。如果脱离了情境，我们就不能跳出牙齿和玫瑰花这两个词语原有的组合来以新的方式理解之前的那句话。同时，这个例子也揭示了我们总是遇到的一些困惑，例子中的3个句子有着相同的语法结构，这使我们不自觉地想要用同样的方式来理解这3个句子的主语——至少是暂时性的——即婴儿、鹅、玫瑰花这3种生物。我们都关注于他们是否拥有牙齿，而不是考虑玫瑰花的牙齿可能在别的地方。我们试图用同样的逻辑来证实每一句话，而这种思维定式常常使我们不自觉地陷入困惑。

在解决困惑方面维特根斯坦举了很多例子，比如：

> 语言使每个人都陷入同样的陷阱中，人们在这个巨大的网络中很容易迷路，我们看到一个接一个的人走着同一条路，我们会提前知道他会在哪里偏离原来的路，其实他本应该直直地走下去，不去管那些分岔路。而我必须要做的就是在每个交叉路口立个路标，来帮助人们到达目的地。（CV: 18e）

维特根斯坦扩展了福格林的理论，福格林有3个最基本的思想，分别是行动重于空想、解释的局限性、语义在应用过程中的辨识。维特根斯坦将这3个思想应用于更广泛的领域，从数学到音乐再到逻辑都囊括在内，在他那个年代，维也纳的音乐教育一定比我们大多数人所接受到的要好（维特根斯坦在柏林学习工程学时，曾告诉他姐姐他去看了30多次《纽伦堡的名歌手》）。他认为理解语句和理解音乐的主题比人们想象的更为相似（PI: 527）。我们希望我们的读者能够理解我们所表述的内容，但这就像让人描述音乐的主题一样，我们中有多少人能够做到呢？又有多少当代的读者能够意识到比喻并没有为他们的理解带来多少帮助，反而带来更多的困扰。换个角度来说，比如马勒第六交响曲中的一个音调，一段和弦，一个乐节，甚至是一个主题，无论它们本身有多么的与众不同，它们也只有在马勒第六交响曲中才有意义。整体并不仅仅是有别于且重要于局部，它还界定了局部。局部脱离了整体，也就失去了它的意义。与此相类似，当字词与句子脱离了语言游戏或者日常的语言活动，那么他们也很容易失去自己原本的意义。

事实

维特根斯坦早期哲学的工作重点是研究“事实”这一概念，他在《逻辑哲学论》中认为，世界是事实的总和，而不是事物的总和，世界因一个个独立的事实而被分割开来。事实存在于他所处的环境中，事实的图像通过语言得以反映，所以我们可以说“这间屋子里并没有真的河马”，当然事实总有其他的方面，所以我们又可以说“我们想象这间屋子里有一只河马”。

“家族相似性”理论

哲学家、心理学家和治疗师总是将自然学科的研究方法看作一种范本，总试图（“试图”这个词并不足以表现他们那种强烈的愿望）用自然学科的研究方法来研究他们领域的问题。或许正是因为自然科学的模式迫使我们将语言学习看作一个抽象系统而非一种具体行为。维特斯根坦认为，这正是哲学家完全陷入迷茫的原因（BBB:18），我认为这也同样适用于治疗师。哲学家与治疗师对自然科学的研究方法的过分关注与应用，使他们希望甚至是要求通过统一的概念或简单的因果关系来将对自然现象的各种解释简化成为极少的几个自然法则（BBB:18）。正如维特根斯坦所说的：

> 因果论使我们认为，这件事必须以这样的方式发生，但是我们应该思考的是这件事也可能以其他的多种方式发生。（CV:37e）

但是在我们的日常工作中，治疗师与来访者所应用的并非是那些遵循科学的、人为定义的并且统一的概念，而是从日常生活中获得的概念。我们真正使用的概念形成一种错综复杂、相互交叠的具有相似关系的网络，它们有时是总体上的相似，有时是细节上的相似（PI：66），这便是维特根斯坦所说的“家族相似性”理论。

我们拿“游戏”这一概念当作典型例子，维特根斯坦指出：“篮球、网球、高尔夫球及单人纸牌类游戏等许多我们都称其为‘游戏’的活动，它们之间似乎并不存在什么共同点让我们可以用同一个词语来加以描述，但是它们之间却存在许多关联”（PI:65）。再举一个例子，比如“好（good）”这个词：一个好的笑话（a good joke），一个好的网球运动员（a good tennis player），一个好人（a good man），感觉很好（feeling good），良好的愿望（goodwill），良好的教养（good breeding），好的长相（good looking），以及一事无成的人（a good for nothing），他们之间有什么共同点呢？“好”这个词似乎并没有指代一个特定的实体，甚至也没有指代一种共同的特性，我们只是因为其统一的外观而下意识的假设它可以概括一种实体或特性。我们将这个词语从语境中抽离出来，脱离实际应用，把词义看作是词汇所带的光环，在任何情况下词义都会保持不变。（CV：44e）自以为是的人（goody-goody），哎呀（good grief），好天气（good weather），高品位（good taste），好味道（good taste），你好（good day），物美价廉（a good buy），再见（good-bye）等，一个又一个的例子使我们最终意识到，在多种多样的词语应用中，仿佛存在着模糊的家族相似性，有一些特定的共同特点，但却没有严格的界线，比如一个人的鼻子长得跟某个家族的人的一样，但他并不是这个家族的成员。换句话说，一个概念的形成是具有开放性的，近似于无限，因此，也就不能够提供一个明确的边界线（RPP2:636）。

语言游戏

维特根斯坦所说的“语言游戏”，简单来说就是日常生活的一些片段，它是词汇与概念的主基地。维特根斯坦用“3种方式描述语言游戏：把它作为检验哲学理论的一种方式论工具；把它看作类似于一种儿童学习与训练的方式；把它作为一种解释性工具，用来描述与其他行为方式相关的语言应用方式”（Williams, 2002:220）。我们所使用的词汇，只有将其放到日常实践与活动中，才能了解它们的真正含义。按照他对“语言游戏”的定义，维特根斯坦列举了一些例子：

提出“语言游戏”这个术语是为了突出一个事实，那就是语言的运用是活动的一部分，或者说是生活的一种形式。

让我们通过下面的例子来回顾一下语言游戏的多样性，当然还有很多其他的例子也能展现这一点：

发出命令与遵守命令
描述物体的外观，或给出它的尺寸
通过一段描述（一幅画）来构想一个物体
报告一个事件
推测一个事件
形成并验证假设
通过表格和图表来呈现一个实验结果
编一个故事，把它讲出来
表演
轮唱
猜谜
编一个笑话，把它讲给他人听
解一道应用题
翻译
询问、感谢、咒骂、问候、祈祷（PI：23）

正如维特根斯坦反复强调的那样，词汇的日常使用是一种社会性的、互动性的活动*。

* “指挥、提问、叙述、聊天，这些活动与走路、吃饭、喝水、娱乐一样，都是我们自然史的一部分。”（PI：25）

第七章

真正的自我

一个冬季的早晨，我（因苏·金·伯格）在加尔萨独立中学的礼堂中忙于为即将开始的演讲做准备，这是一场给老师做的演讲，与此同时还要迎接从学校而来的宾客。这时一个英俊的非洲裔美国学生走过来想要帮我，他问有什么可以帮我做的，对于他这一举动，我又惊又喜，我们简单地聊了几句，接着这个年轻人开始用日语与我聊天，这让我很惊讶，甚至有点措手不及，不过我们还是简单地聊了聊他的梦想，他希望有一天能去日本看看。

接着，这个叫卡尔的年轻人，突然没有任何来由地告诉我他昨天晚上试图要自杀。或许是这些话不太符合当时的环境，我顿了一会儿才反应过来，为了向我证明他说的话，卡尔伸长脖子给我看，上面有一道浅浅的疤痕，他告诉我那是他本来打算下手的地方。当时人们已经陆续进入礼堂了，于是我建议卡尔等到演讲结束后再谈，他欣然接受并找了个座位坐下。

很幸运，有一位摄像师恰好在做关于加尔萨学校的纪录片，他答应稍微调整下录制内容，录下我和卡尔的会谈内容，更幸运的是，卡尔的家离学校只有几条街，我们通知了他的家人，他妈妈同意我们录像。因为我只是偶尔去学校做访问，这里没有我的办公室，所以我们在图书馆找了个角落进行会谈。

因苏：嗯，卡尔，你在学校哪个学科学得最好？

卡尔：目前为止，我学得最好的应该是数学，或是代数Ⅱ。

因苏：数学还是代数Ⅱ？

卡尔：应该是代数Ⅱ吧。

因苏：是代数Ⅱ吗？

卡尔：是的。

因苏：哦，代数Ⅱ是什么？我已经很长时间不学代数了。

卡尔：嗯，这个就像，就像一种过程，初中的时候，会学初级代数。这就像是书面形式的数学，有点像，你要运用因式分解、解方程、分类等方法，这基本上就像是一种排除过程或其他诸如此类的过程。

因苏：哦。

卡尔：接着会升级，就像你要升入高中。

因苏：嗯。

卡尔：你会学习代数Ⅰ，真正的代数，还要学习几何学，我不喜欢这个学科[笑。]，接着就会学习代数Ⅱ。

因苏：哦，这就是你现在所学习的内容吗？

卡尔：是的，我很喜欢这个学科。

因苏：这就是你最擅长的，是吗？

卡尔：是的，这学科的各门课我都得A。

因苏：你都得A？

卡尔：是的。

因苏：那你一定是个非常聪明的年轻人。

卡尔：[笑。]嗯……不是的，只是还行吧。

因苏：你只是还行？

卡尔：一般。

因苏：哦，我了解了，好吧，很好。那么数学与代数Ⅱ，你数学也学得很好，是吧？

卡尔：还行吧，但是如果我以后要主修某个学科的话，我想还是会选择代数或代数Ⅱ，或者其他类似的学科吧。

因苏：好的。我想继续我们之前谈的内容，我们没有太多的时间谈别的了。

卡尔：好的。

因苏：我们今天早晨大概聊了5分钟，所以我想接着早晨的话题继续聊，你之前说昨天你想……你想自杀？

卡尔：是的。

因苏：嗯。

卡尔：嗯……这件事其实挺奇怪的，因为昨天对我来说其实很平常，我是说，10:45我刚好看完电视，我先是看了美国偶像，接着又看了总统演讲之类的，接着就去睡觉了，但是我哥哥，他一直打扰我，嗯，我哥哥才从监狱出来，他19岁。

因苏：他19岁，才从监狱里出来，嗯。

卡尔：……他就一直干扰我，放他喜欢听的CD或干其他什么事，我很想，不是，是我需要睡觉，明早我还要去上学。

因苏：嗯。

卡尔：我一直都睡不着，就起来去敲我妈妈的房门，跟她说："你能把CD播放机放到他的房间去吗？这样他就不会打扰到我了。"我哥哥因此咒骂我，我也反过来狠狠地骂了他一顿，接着我走到外面设法让自己安静下来，我想要散散步，散步的时候，我看见一辆公共汽车正好经过，于是我跑过去，上了车，跟司机说："我没钱买车票，我现在遇到些麻烦，你能让我坐车吗？"他说："当然可以！"接着他给了我一张转车票。我乘车去了我姑妈家。在我独自走向她家的途中，我觉得有团乌云就在我头顶上方，觉得自己特可怜，关于爱、厌恶、愤怒、沮丧的各种感受相互碰撞。到姑妈家后，我走进厨房，冲洗一把菜刀，一把很大的菜刀，幸运的是，这把刀并没有那么锋利，我才保住了头，当时姑妈就站在那里，她……你知道……她喝醉了，完全没注意到我，也没为我做任何事。接着我仰起头。

[注解] 一些治疗师会立即追问"乌云"是怎么回事，但是你没有，为什么？

在介入到他的问题之前，我想先了解一下他的能力，通过一些与他的能力或过往经历有关的实例，来了解他能为自己做出正确选择的能力。如果有必要，我之后可以随时再问他"乌云"的事。但是一般情况下，我会在SFBT会谈中自然而然地了解到我所需要的信息而并不需要刻意追问。

在谈话的进展过程中，会有对字词的应用与诠释，而字词只有在这一过程中才有它们的含义。（Z:135）

因苏：那么她并没有看见你自杀，还是她看见了你，但没意识到发生了什么？

卡尔：她没意识到发生了什么。

因苏：她没意识到发生了什么？

卡尔：我仰起头，说完了最后一句祈祷语之类的话，之后我便开始割，你可以看到，那个疤痕就在这。

[注解] 在视频中，我们看到卡尔哭了，关于这个，你想过要直接问问他吗？

在那种情境下，我认为他哭是完全能够理解的，因此，我认为没什么需要问的。

因苏：是的，嗯，是的，我看见了。

卡尔：……我今天还活着是很幸运的，你知道吗，我这么说是因为当时我所选的那把刀旁边还有把更锋利的，而我并不知道，我只是看它是最大的一把，所以选了它。

[注解]“我今天还活着是很幸运的”并没有反映出自杀心态。你是否能谈谈你如何知道要从这个角度切入，以及你为什么没有按照传统的自杀会谈方案那样考虑致命性评估，或是谈谈签订不自杀契约的事？

自杀危险性评估所需要的信息会很自然地渐渐在访谈中出现，我们已经看到，卡尔昨晚已经违反了签订好的不自杀契约，因此，显然这个对他并没有帮助。

因苏：了解了。

卡尔：所以我想，如果我选择了那把锋利的刀，我可能会受到更大的伤害，或者发生其他什么事情。

因苏：对的。

卡尔：所以我只是，我不知道；你知道我每天都感谢上帝。

因苏：那么，是什么帮助了你，是什么让你没能自杀？

卡尔：是，我想，我不知道，我是说，当我——那把刀——它并不锋利，就像是一把黄油刀之类的刀具。

[注解] 这个例子在不作任何正式的自杀危险性评估的情况下，获得了评估卡尔安全等级的相关信息。

因苏：嗯。

卡尔：它只是，你知道，我选择了一个可以割得更深一点的地方，当时我其实是很用力的。

因苏：嗯，了解了。

卡尔：就是这样。

因苏：你是说这并不是你的第一次，还发生过几次这样的事情？

卡尔：是发生过几次，不过这次是最严重的。

因苏：这次是最严重的？

卡尔：是的，其他几次都是用铁或类似的东西烧我自己，就像这里。

因苏：哦，天啊！

卡尔：……或者类似的方式。

因苏：嗯。

卡尔：我是说，各种想法都萦绕在我的脑子里……

因苏：哦。

卡尔：……我，你知道，我向上帝祈祷，祈求我再也不要想那些事情，可它们就是，你知道，它们总会不时地出现在我的脑海中，你知道，我觉得很沮丧，或是别的什么，你知道，我想自杀。

因苏：好的，那么，今天你怎么设法让自己来上学的？

卡尔：哦，那也说来话长了。

因苏：那是怎样的一夜啊……我是说你经历了一个可怕的夜晚。

卡尔：的确是可怕的一夜。

因苏：你是怎么按时到学校的？

卡尔：哦，事实上，这主要是因为当时我在姑妈家。

因苏：嗯。

卡尔：……他们想要我留在那过夜，他们说我需要休息。

因苏：是的。

卡尔：我拒绝了，我想回家，这样我早晨起来就可以按时去学校了。

因苏：哦，我的天啊！

卡尔：因为我从没有落过一天的课，至少——嗯，是两天，但那些是算在出勤率中的，比如我会接受心理辅导。

因苏：是的。

卡尔：或是我会去看医生什么的。

因苏：是的。

卡尔：但我得了全勤奖，你知道，已经得了两次了。

因苏：但是以前你经历了像昨晚那样可怕的一夜，你也按时到学校了。

卡尔：是这样的。

因苏：而且你还帮助了我，你今天想要帮助我呢……今天早晨。你甚至参与到有一大群人的群体中来。

卡尔：有很多人。

因苏：是有非常非常多的人。你很开朗，生机勃勃，也很健谈，当我听到早晨以及刚才你说的那些话时完全被震住了，由于早晨我们一直都很忙，所以我都没有机会跟你聊聊，而你却能够先把这件事情放下不谈。

卡尔：是的。

因苏：你可以继续做别的事情，并参与到接下来的活动中去。

维特根斯坦建议人们，当被问到“你快乐多久了？”这样奇怪的问题时，就想想自己是如何带上“快乐面具”的，这或许对回答这个问题有帮助。这个问题虽然奇怪，但也可以说得通，因为答案也许是：“每当我想到快乐的时候”。（LWPP:2e）

卡尔：是的，但是，我会带上我的“快乐面具”，是的，我是这么叫它的。

因苏：你是这么叫它的？

[注解] 一些治疗师或许会不自觉地假设“快乐面具”并不真实存在，或者认为“快乐面具”背后隐藏着些什么并基于这个假设来提问，但是，因苏并没有这样做，而是让他继续说下去。

卡尔：是的，我是说，这并不是在装样子什么的，但这世界上就是有些人让你看不透。

因苏：是的。

卡尔：但有些时候你可以知道他们经历了些什么，因此我要设法去做的就是，我会告诉别人发生了些什么，不过尽管如此，我仍会设法让自己对此保持冷静。

因苏：哦。

卡尔：所以，你知道，今天早晨你做演讲的时候，我只是在听你说话，听你说那些你必须说的话。

因苏：我也这么想，是的，你是在听。

卡尔：我只是，你知道，在配合。

因苏：是的，你是这样做的。

卡尔：所以，当我听着你所说的所有内容，你知道，关于学校的总课程是如何安排的，AISD（奥斯丁独立校区）如何，你知道，嗯，得克萨斯州基本上，你知道，只是——我不知道该不该说——但是那儿很疯狂。我是说，嗯，我不知道，当我在听你说这些事情的时候，我完全忘记了昨晚发生的事情。嗯，是的。

因苏：尽管如此，但是早晨我们第一次见面的时候，是你先接近了我。

卡尔：是的。

因苏：你当时非常友善，非常随和，当时我并不知道昨晚发生的那些事，你很开朗，很有风度，也很友好，你问我是否可以帮我做些什么，你说“我可以为你做些什么吗？”

卡尔：是这样的。

[注解] 这个例子中，因苏以一些带有赞美话语的问题开头，这乍看起来是在提问，但实际上也是一种善意的赞美，因为来访者通过回答问题而很自然地认可了这些赞美之词，并不需要直接对此表示肯定或是跟治疗师道谢。

因苏：我是说，你带着这样的善意向我走过来，想要帮我，而我当时，当你跟我说想帮我时，我在想“不，他只是在开玩笑，他会拖我后腿的。”我当时就是那么想的。但是就因为我当时的那个想法，让我想今天一定要找个机会跟你谈谈。所以，很显然，生活并不是那么，我是说，在家的生活……

卡尔：一点也不容易。

[注解] 卡尔在会谈中有时会眼含泪水，你不需要对此给予直接关注，也可以对他的痛苦表示接纳，你可以通过说“生活对你来说并不容易”来表达你对他的共情，而不是问他这些眼泪代表了什么。

因苏：对你来说并不容易。

卡尔：是的，我很惊讶我今天能来学校，嗯，也不怎么惊讶，但是，我还是很高兴我现在能在这儿而不是待在家里，因为，你知道，我家离这儿只有两条街。

因苏：对的。

卡尔：这个学校是我的家，因为我在这儿学习，我在这儿，你知道，获得成功，我会在这儿毕业，因为你知道，我想要毕业，这对我来说并不普通，嗯，是的，我要顺利毕业，因为我们家的一些人，他们，你知道，他们大部分都没有高中毕业。有一个上了大学，但是她在大学期间怀孕被开除了，我真的很想成为我们家第一个至少读完大学的人。

因苏：一直读到大学？

卡尔：一直读。

因苏：要大学毕业？

卡尔：是的。

因苏：我了解了，那么，你的家人支持你这个想法吗？

卡尔：我妈妈，她百分之百地支持我。

[注解] 你为什么选择继续关注卡尔，而不是立即谈谈他妈妈呢？

因为这是一个紧急情况，我没有时间等到下次再安排个时间与他妈妈谈，但是在会谈过程中，我们会利用他与他妈妈的这种关系提出关系导向问句，以帮助他解决问题。

因苏：她是……

卡尔：嗯，她会告诉我所有的事情，比如毕业生会在2月份戴上方顶帽，穿上长袍。她会说"嗯，你打算准备些什么？""我不知道，只是方顶帽和长袍，还有些请帖。"她接着说"不，我要给你买个戒指，我要去给你买这买那。"我说，"嗯，妈妈，家里现在并不宽裕，我是说，你认为你可以应付过来吗？"但她会说，你知道，就是，"不，你是我的儿子，我要为你做这些事情。"

[注解] 你鼓励他依靠一个不可靠的家长，而没有强调妈妈的不称职，

你会对此有些顾虑吗？

卡尔已经17岁了，显然他知道遇到困难的时候，必须自己帮助自己，而不是依靠妈妈。比如他昨晚就没有依靠妈妈，而是离开家，到外面去寻找帮助。

因苏：我的天啊！

卡尔：我就像是，是的，妈妈，我是说……嗯。

因苏：那么她一直在你身后，她很支持你。

卡尔：是的。

因苏：好的。

卡尔：即使今天她知道昨晚发生了些什么，她依旧能很坚强地应对这件事。你了解，她知道，我处在边缘状态。

因苏：嗯，我还对一件事感到很惊讶，你本可能跟你哥哥大打出手的。

卡尔：哦，是的。

因苏：就在昨晚。

卡尔：嗯，是这样的。

因苏：那么，是什么让你决定只是从中脱离出来，走出来，并且走出了家门，而不是待在那儿，打一架？你知道，你也许会因此惹上大麻烦，对吧？

卡尔：哦，所有的事情。我只是跟着自己的感觉走，我是说，如果我跟某个人处在这种状态中，我就需要到别处去冷静一下，这需要点时间。所以……所以我通常会尽量在外面待一两个小时，而不是冷静个一两分钟就回来试图解决问题，你知道的。

因苏：嗯。

卡尔：只是去，你知道，只是想把那些都赶走，你知道，我的挫败感，你知道，伤心难过，嗯，所有这样的情绪。

因苏：这是你自己学会的，还是别人教你的？因为许多小孩、年轻人都不知道该如何走出消极情绪。他们只是陷在里面，因此惹了麻烦，许多的麻烦，接着就会卷入暴力事件，你知道，或者其他类似的问题。那么，你是怎么知道什么时间需要走出来的呢？

卡尔：我就是知道。我是说，我小的时候就知道要离开。

因苏：是吗？你就是知道，从你小的时候？

卡尔：是的，因为我和我哥哥，我们，你知道，我们这样有段时间了，有很长一段时间了，我是说，他总是从监狱出来又进去，或是在治疗中心。但每次回来，他都没有什么改变，而我总是很讨厌这一点，因为，你知道，我期望他能有所改变。

因苏：嗯，我理解。

卡尔：因为我总是保持不变，不过我现在更加坚定了，并且会坚守我的领地。

因苏：哦。

卡尔：嗯，因为我过去习惯于让别人控制我，你知道，告诉我，嗯，你应该做这，应该做那。

因苏：嗯。

卡尔：所以现在，我比较能控制自己，但是，话又说回来，你知道，每个人都需要在某个时候去掌管自己的生活。

因苏：确实是这样，所有人，当然，当然。你必须要控制自己。所以昨晚和你哥哥在一起时，你很有主见。

卡尔：是的，非常有主见。

因苏：非常有主见。

卡尔：我是说，人们，他们是否会，如果我的朋友或辅导员在那儿，他们或许会说，“那是卡尔，还是……？”[笑。]

因苏：没认错吧？

卡尔：“那是别人吧？”嗯，因为我通常并不是那样的，如果我跟某个人处于这样的状态，那么就会有些东西要宣泄出来，我所有的愤怒，所有的东西都会宣泄出来。但我其实是个比较沉稳的人，我是说，我很讲道理，但是像我哥哥这样的人，你知道，我就会怒火中烧，就比较难，你知道……

因苏：嗯。

卡尔：……跟他讲道理。

因苏：是的，跟他讲道理是挺难的。

卡尔：嗯，因为他，你知道，心理有一点点问题，他是早产儿。

因苏：哦。

卡尔：还有我姐姐，她也有点心理问题，但她不愿意承认。我告诉他们，我说，忘记那些吧，因为他们跟我说，“哦，你为什么会去肖尔·克里克医院呢？”或者其他类似的话。我说，“嗯，那是我，我在为我自己寻求帮助，我根本不在乎你们怎么说。嗯，我爱你们才关心你们，但是，我努力寻求帮助这一点应该得到你的尊重。”

因苏：嗯嗯，嗯嗯，哇，你这样想很久了吗？

卡尔：嗯，是的。

因苏：很久了。看来昨天晚上，你有主见这一点帮了你很大的忙。

卡尔：是的。

因苏：好的。但是你好像……并不太知道之后要怎么办……在你当时表现得很有主见之后。

卡尔：是的。

因苏：所以，你去了你姑妈家，但那并不管用。

卡尔：是的，并不怎么管用。我是说，当我上了公共汽车，我就在想，我首先要做的事就是找个地方下车，做些疯狂的事情，比如自杀。同时，我又会一直想我这样做将会伤害到的所有人，你知道，我不再活着，我看不到自己毕业的那天，我不能，你知道，看到我家人的成长。嗯，这些想法汇在一起，然后……

因苏：嗯，那么你是打算要活下去的，对你来说活着比死去更好些？

卡尔：是的，我经历过死亡，但最终却安然无恙。

因苏：是的，是的，我对此很高兴。那么，你过去也遇到过这个困难的抉择，而昨晚你又一次面临这样的抉择时，与过去你所习惯的做法相比，你这次又做了些什么？

卡尔：这是“是”与“否”的选择。

因苏：嗯。

卡尔：昨晚发生的事情让我意识到我需要增强自我觉察力，因为有时候我被自己的情绪带得太远了，或者我可以努力让自己冷静下来。多数情况下这样做是有用的，但是有些埋藏于内心最深处的、很黑暗的东西让我感到恐惧，我没有别的选择，只有，你知道，摆脱它们，你知道，这是错的，我知道这是错的。

因苏：是的。

卡尔：我从来都不希望再发生这样的事情。

[注解] 这是一个非常好的提示，它告诉我们卡尔当前的状态跟昨晚的相比，有了很大的不同，他现在显然不想再受到伤害了。

因苏：嗯。

卡尔：但是，有时候那些想法会跑到你到脑子里面，对你说，“你一点儿都不好。”

因苏：那么，昨晚就遇到了这种情况吗？心中有个声音告诉你“你一点儿都不好？”

卡尔：是这样的。

因苏：是在你想要自杀的时候出现这种想法的么？

[注解] 这是另一个例子，有些人会通过让来访者做一个传统的自杀危险性评估方案来获得相关信息，但你可以以完全不同的顺序来收集信息，你已经收集到了许多证据，以表明来访者已经做了许多正确的事情，现

在，你按照接下来必须要发生的事情来组织会谈内容。这就不会看起来像是你在特意搜集你所需要的信息，以此来对来访者的安全性进行评估。

卡尔：有种声音告诉我，不是他必须走就是我必须走。如果他走了，那他会再次被拘留或进监狱，回到属于他的那些地方。

因苏：是的。

卡尔：我指的是我哥哥，我爱他，但是他会危害社会。并且，你知道，他不能，嗯，跟他人相处，去试着做一些好事情。只会做一些，嗯，就像昨晚那样的事情。

因苏：那么，很显然，他会惹些事儿。他是你哥哥。

卡尔：嗯，是的，他会惹些事儿的。

因苏：所以，这会更……昨晚那样的事很有可能会再发生？

[注解] 你一定不能害怕谈及问题，这一点或许很有必要指出来，因为一些读者可能误以为SFBT的治疗师永远都不会谈及问题或是环境的消极面。

卡尔：是的，或许就是今天，所以这让我——让我害怕回家。

因苏：我明白。

卡尔：我讨厌回家。

因苏：当然，我能理解。那么，为了避免昨晚那样的事情再发生，你需要做些什么不一样的事情呢？

[注解] 这句话看起来与指导的作用类似，但因为它是以提问的形式出现的，所以让人感觉更温和些。

卡尔：我打算再避开他点儿。我是说，我通常都会避开他，但是他有时会主动找我说话，或者找我做些类似的事情，不过他跟我说的事，你知道，并不像我们现在所谈的这些内容，他谈的都是一些消极的东西。比如，我哥哥以前脱离了帮派，但现在他又回去了。他是一个很暴力的人，他猜想我会一直穿蓝色的衣服，但是我也会穿红色的。你知道，我喜欢所有的颜色。我并不用颜色来对事物加以区分，他们仅仅是些颜色。我是说，为什么有些人会为他们讨厌的颜色而争得不可开交呢？你知道，我哥哥他讨厌我——他讨厌我的一点是，我喜欢蓝色，而他不喜欢。所以在我们的谈话中，他会告诉我——我不打算对着摄像机说这些——但是他会说些像是，你知道，对蓝色有些攻击的言语等。而红色是，“红色让人的头转向”，意思是说，红色是公众注意的中心之类的，但是我却喜欢红色，喜欢蓝色，我喜欢各种颜色……

因苏：嗯。

卡尔：……你为什么会讨厌一种颜色呢？

因苏：嗯，所以你会……下次你要打算怎么做？

卡尔：我会……

因苏：他是不会有所改变的。

卡尔：是的，永远都不会。

因苏：嗯，听起来他似乎不会有所改变了……

卡尔：是的。

因苏：……在短时间内。

卡尔：是这样的。

因苏：那么，下次你打算做什么来避免再发生昨晚那样的事呢？

卡尔：我必须要出去，我是这样想的。

因苏：出去？

卡尔：我必须要设法避开他。如果我们都在屋子里我就会设法避开他，或者他打算跟我说些什么或类似的其他事情，这些暗示我现在就需要离开了。我需要离开那儿，因为每当我选择待在屋子里，我们就会打起来。我总是会拿些东西来打架，比如我们会用一些武器。

因苏：天啊！

卡尔：我是说，就像是椅子、梯子、灯具，任何你可以叫得上名字的东西。我们打坏了桌子，还有其他东西。我妈妈，她或许看着我们打坏了大概4张不同的桌子，因为，你知道，它们本身就很不结实。

因苏：好的，那么，首先是不要和你哥哥纠缠。

卡尔：是的。

因苏：只是走开。

卡尔：是这样的。

因苏：你知道你需要在什么时候离开么？

卡尔：并不是很清楚。

因苏：不清楚？

卡尔：我被困住了。我只是，就像我之前说的，我是一个被动的反应者。

因苏：嗯。

卡尔：我是说，如果有一个人——我妈妈告诉我，你知道，“如果别人尊重你，那你也要尊重他，如果有人不尊重你，设法找出原因。”但是话又说回来，如果他们只是，你知道，就是吓唬你或是你觉得受到了威胁……

因苏：或者变得很暴力。

卡尔：是的，那么，那么，这就会让你想象出一些内容。

因苏：嗯。

[注解] 当来访者所表现出的非言语信息明显与其陈述内容不符时，我们是接纳它或是对此加以追问？

我们通过询问更多的问题来对此作出回应；但我们对此不作解释，只相信来访者所说的内容。

卡尔：就像昨天晚上，那只是一个直接的反应。我，你知道，所说的都是自己以前看到过的脏话[笑。]，就是这样。

因苏：好的。

卡尔：但是我不想再发生这样的事情。

因苏：那么，在昨晚那样的环境下，什么对你最有帮助？

卡尔：我想，家庭对我最有帮助。我是说，我获得了，你知道，我从家人那里得到了很多的支持，嗯，只是部分家人。你知道，家里有些人很消极。

因苏：家里的哪些人对你有帮助？

[注解] 获得关于什么，哪里，谁，什么时间，怎么样等问题的详细信息很重要。来访者应对挫折的意志力和耐受力都在他们做的那些小事中展现出来，而不是在那些大的、英勇的事件中展现。

卡尔：大部分表兄弟，真的，因为你知道，他们也经历过类似的事情。

因苏：跟他？

卡尔：不是，也有过自杀的想法，或是和他们的——嗯，有点像他，和他们的哥哥也发生过类似的事。

[注解] 我以为他的表兄弟与他哥哥也发生过类似的事情，但是却发现他的表兄弟也有过自杀的想法。这样看起来在家庭中，他似乎有一个自杀支持团。

因苏：嗯，好的。

卡尔：不好意思，因为他跟我哥哥很像。

因苏：嗯，好的。那么，跟他们聊聊会对你有些帮助？跟你的表兄弟聊聊会对你有些帮助？

卡尔：是的，对我有很大的帮助。

因苏：真的吗？

卡尔：是的。

因苏：嗯，很好。

卡尔：而且我昨晚就是待在他们那儿。我只睡了一个小时，因为我一直到

5点才睡，睡的时候我跟他们说“好吧，一个小时以后叫我。”接着你知道，他们送我来学校，然后现在我才在这里。

因苏：哇噢。

卡尔：我并不在乎自己多晚到；我只是大约，迟到了30分钟，但是我来之前给老师打了电话，就是这样。我打算以后每天都去上课，再也不落课了。

因苏：真的？

卡尔：……你知道，迟到或其他什么事，无论因为什么事我都不再落课。

因苏：好的，那么学校对你也有很大帮助，在学校待着对你来说也很有帮助。

卡尔：学校对我来说很重要，这是我的家，是我的第二个家。

因苏：哇噢。

卡尔：是这样的。

因苏：嗯，对的。那么再跟我说说，当你遇到类似于昨晚那种情况，就是和你哥哥在一起的那种情况，首先你会做些什么？或者你还会跟家里的其他人发生类似的事情？

维特根斯坦提醒我们，“那些对我们最为重要的事情（常常）因其简单且为人所熟知而让人难以发现”，他还常说“一个人不能够注意到一件事情——是因为这件事情总是在他眼前……这就是说：曾经被认为是最引人注目的、最强大的东西，却反而总是不能引起我们的注意。”（PI:129）

卡尔：一般情况下只会跟我哥哥发生这种事情。

因苏：一般情况下只会跟你哥哥发生这种事情？

卡尔：尤其。

因苏：尤其是跟他？

卡尔：跟家里的其他人，我可以跟他们讲理，或者我可以……

因苏：你有办法处理好？

卡尔：是的，我有办法处理好，但是跟他，是一种不自觉的反应。

因苏：你不知道……

卡尔：什么？

因苏：你不知道，你老说你总是不自觉地作出反应。

卡尔：是的。

因苏：好的，那么如果必须要作出反应，我猜这个时候你是不是就要离开了？

[注解] “我猜你是不是要离开了？”这个问题看起来表达了一种观点，旨在帮助卡尔认识到自己所谈内容的细节，因此可以将这些内容分解成一系列的步骤，给他一些更易控制、更切实可行的方法来保护自己。但是你却只是用提问的方式来帮他分解步骤。

我认为这是对他进行指导的最佳方式，这样卡尔就可以记得这些具体步骤，并按照这些步骤脱离消极情境。在之后的谈话中你会看到我们不断地提及这3个步骤。

卡尔：差不多是那样。

因苏：差不多是那样？在你必须要作出反应的那一刻之前？

卡尔：嗯，但是有时候，就像一个人在某种环境下，这个环境是固定不变的，你知道，它，你知道，就是在那里。我常常听着他跟我说的内容，接着那些内容进入我的大脑，再接着无论我脑海里出现了什么，我都会说出来。这就是我所害怕的，因为有些时候你会对某些人说错话。

因苏：是的。

卡尔：就是这样，你知道……

因苏：触动了些什么。

卡尔：但是你知道，嗯，在那种情况下，是停不下来的。

因苏：是的。

卡尔：特别是跟他，他就是……

因苏：嗯。

卡尔：嗯，有段时间我很怕他，而现在，我并没有那么怕他有可能对我做些什么，但却非常怕我会对他做些什么。

因苏：啊？

卡尔：所以，我努力避开他，那是我想到的最好的办法。

因苏：哇，太妙了，太妙了！那么那个第一时间出现的，告诉你“呃喔，我还是离开为好”的小标志会是什么呢？

卡尔：第一个标志……

因苏：第一个告诉你“现在很危险”的小标志。

卡尔：我心跳加速可能就是那个小标志。

因苏：好的。

卡尔：那总会出现。如果我跟别人争吵，我的心就会狂跳，这很危险。

因苏：那么当你感到……

卡尔：嗯。

因苏：……你会觉得，“现在该出去了。”

卡尔：是的，那是个警告。

因苏：那是一个警告。

卡尔：但是在那之后，只要所有我想的都从我嘴里冒出来，我就会觉得头疼。这是另一个标志。

因苏：嗯。

卡尔：那个感觉很不好，就好像预示着，一场争斗就要来临。

因苏：好的，所以当你开始头疼的时候，就已经晚了？

卡尔：不是。

因苏：那么你还有时间？

卡尔：我还有时间。

因苏：你还有时间离开。

卡尔：就像昨天晚上，我确实敲了自己的脑袋，接着振作起来，告诉自己，“我要冷静一下。”所以从根本上来说，我在一开始的时候还是可以控制住自己的。

因苏：是的，你控制住了。

卡尔：这是第一次……

因苏：是的，你做到了。

卡尔：……我第一次控制住了自己。

因苏：是的，你做到了。好的，那么心跳加速是第一个标志。

卡尔：头疼……

因苏：头疼是第二个标志。你将要说些什么是第三个标志。

卡尔：接着，为了避免自己说出些什么，我有时会敲自己的脑袋，有时会努力振作起来。

因苏：振作起来比较好。

卡尔：或设法离开家，到外面去之类的。

因苏：你说敲自己的脑袋是什么意思？

卡尔：就是，你知道……嗯，有人想要摆脱消极情绪，就会敲打自己，好让自己清醒过来。

因苏：那你是这样做的？[做出敲打脑袋的动作。]

卡尔：嗯，我会像那样打得非常非常用力，我只是要——

因苏：非常用力？

卡尔：非常用力，并且我会跟自己说，“我要冷静下来”。

因苏：好的，那对你来说是一个信号。

卡尔：对的。

因苏：那么共有3个步骤，看起来似乎是这样的。

卡尔：嗯。

因苏：嗯。

卡尔：在这3个步骤之间。

因苏：在那之间，好的。那么在这段时间内你还有时间走出家门？

卡尔：是的。但有时并不是这样的；这次是这样的，但有些时候，只会出现前两个标志。

因苏：嗯，好的。那么哪个是最保险的？安全起见，哪一个是必然会出现的？第一个，心跳加速，头疼，还是有些话要从你嘴里跑出来了？

卡尔：哦，是心跳加速，一直都是这样。

因苏：心跳加速？

卡尔：实际上心反映着生活的基调。我是说，如果心跳得很厉害，就证明有哪里不对劲了，即使是一些好的事情，比如感到兴奋，就像你在玩过山车之类的。

因苏：你说得对。

卡尔：心跳加速就代表，你知道，玩得很高兴之类的。但是当你不在那样的环境中却心跳加速时，你知道自己应该离开，并且我也会那么做的。

因苏：好的，那么这对你来说是个标志？

卡尔：嗯。

因苏：呃喔，危险要来了。

卡尔：是的，我要离开那里了。

因苏：离开那里。

卡尔：而不是试图去听听他要说什么。

因苏：对的，对的。

卡尔：嗯。

因苏：好的，你对自己能做到这一点有多少信心？当你心跳加速时，就会想到“呃喔，该离开了？”

[注解] 这个例子除了能让治疗师发现是否还需要做些什么之外，还能评估来访者的安全等级。

卡尔：当我想到的话开始从嘴巴里跑出来的时候，我最有信心自己能意识到该离开了。
因苏：那是一个明确的标志？

[注解] 你问这些问题的目标是什么？

大多数人认为对暴力行为所作出的反应是很冲动的，但实际上，这是经过很多步的。我想通过让他看到自己在每一步所花的时间而让其理解这个过程是怎么进行的。这就为他之后在实际生活中再碰到这类情况提供了切实可行的指导步骤。建立步骤主要有两种途径，并且都包含了提问，即评量问句和关系导向问句。

卡尔：是的。
因苏：好的，那么你还有些时间？
卡尔：是的，还有些时间。
因苏：嗯，有些时间。
卡尔：去中断这件事。
因苏：从中逃脱出来。
卡尔：但是如果我没有及时敲打自己的脑袋，就会出问题。
因苏：嗯。
卡尔：我并不希望发生那样的事情。
因苏：嗯，好的。那么你从没有，这些年来，尽管你一直都和你哥哥住在一起，你实际上并没有伤害过他，也没伤害过其他人？
卡尔：不是的。
因苏：那么，你伤害过别人。
卡尔：我就是那个被伤害的人。我的意思是，我尽最大的努力去保护自己，但……
因苏：好的，但我的意思是，你从来都没有主动去……
卡尔：哦，没有。

因苏：……攻击别人？

卡尔：没有。

因苏：通常都是他？

卡尔：是他，一直都是。

[注解] 这段交谈更进一步表明不是他主动发起攻击的，他其实只是个“反应者”。

因苏：好吧，哇噢。

卡尔：是的，我知道你在想什么。你大概在想，嗯，这孩子在这儿做什么呢？他看起来似乎是一个很好的人，但是他却有这么一堆问题，有的时候我也经常这么想。

因苏：是吗？那你的答案是什么呢？当你问这个问题，当你对自己这样说的时候你给自己的答案是什么？我并不会这么去想，但是现在你自己提到了这个问题。

[注解] 此时，消除他的疑虑肯定是治疗师非常想做的事情，但是需要再次声明，建立在自我评价之上的自我肯定，对来访者来说更可信，也更有影响力。

卡尔：现在我自己提到了这个问题？

因苏：是的。

卡尔：我不知道，我认为我这个人，你知道，我很真诚，也很随和。

因苏：我相信你，我绝对相信你。

卡尔：你知道，如果有什么方法能让我找到问题的答案，我一定愿意去尝试。

因苏：嗯。

卡尔：但是，呃……嗯。另一件事……哦，对不起，我有些混乱了。嗯，就是有些胡思乱想，但是，呃……

因苏：嗯，所以当你提出“这个孩子在这干什么呢？”这个问题的时候……

卡尔：哦，嗯。

因苏：你的答案是什么？你会怎么跟自己说？

卡尔：有时候我会说，“我这是在做什么呢？”这是消极的想法，积极的想法是“你在寻求帮助，”或是“你在把心里的话说出来。”

因苏：很好，很好。那么，你是说这就是待在学校所能得到的帮助？

卡尔：是的。

因苏：这就是你喜欢学校的原因？

卡尔：在学校，我会感到很自在，很放松。

因苏：内心感到很平静吗？

卡尔：是的，我很平静。

仅仅去描述一件事是很困难的，因为人们相信需要对事实加以补充才可以被人所理解。这就像是一个人看到屏幕上散布的色块，就说：他们这样，让人难以理解。只有有人把它们填充完整，成形了，才能让人理解。——但我想说的是：这就是全部。（如果你把它填充完整，就歪曲了他的本来面目。）（RPPI:257）

因苏：你很平静，并且这就是你真实的自我？

[注解] 他随着你所提出的问题又一次找到了证明自己有能力的证据，他现在很确信自己是一个有能力的人。

我知道这次谈话已经见效了，即来访者对下次要做些什么有了一个明确的计划。

卡尔：这就是我自己。

因苏：展现出来了。

卡尔：就在这。

因苏：在这个学校里？
卡尔：是的。
因苏：很好。
卡尔：还有，今天早晨我们谈话的时候……
因苏：是的，那是你。
卡尔：那是我。
因苏：那是真正的卡尔。
卡尔：是的。

在谈话结束时，“因为所有的事情都已摆在眼前,所以就没什么需要解释的了”（PI:126）。

因苏：我了解了。那么,你希望看到更多的、真实的卡尔出现吗？
卡尔：有时候。
因苏：嗯,那些卡尔很有魅力，很可爱并且很有风度。
卡尔：[笑。]哦,看你说的。
因苏：是的，你不是这样的吗？你就是这样的。并且你知道吗，你还要去日本。
卡尔：哦，是的，我要去。
因苏：将来的某一天。
卡尔：我会去的。
因苏：嗯，你要去学日语,你之前说过的。
卡尔：嗯，我打算先攒些钱。我上7、8年级的时候学过日语。
因苏：是吗？
卡尔：接着变得有点难。
因苏：是的，这真的挺复杂。
卡尔：嗯，我的老师问过我说，“卡尔，你能做到吗？”我说，“我不知道。”我升入高中，当我听到他们没有日语课时我就——我苦恼极了，我就那么在高中读了两年，到高三的时候，我的老师，藤女士来了，我当时想“哦，太棒了，我要学日语，无论如何，我要学日语。”我在日语班里学得非常好。平均——嗯，第一学期我的总成绩是100分，第二学期是99分，因为我在考试中丢了1分，就是这样的。所以，是的，在班里我学得非常好。

[注解] 这整个会谈中，你一直都是一个如此好的听众，听他讲到自己的各种能力。这就是SFBT的一部分。我们为此而努力，并且还看到这个年轻人开始自我肯定，这是多么令人愉快的事啊。能见证这一切是多么的荣幸啊！

因苏：日语是一门很难的语言。

卡尔：是的，但是我很喜欢。对我来说，在某些方面它还挺容易的。

因苏：是吗？

卡尔：嗯。

因苏：你会说……我的意思是，除了日语你还学过其他的语言吗？

卡尔：我正在努力学些西班牙语。

因苏：西班牙语？

卡尔：但是，我想说，我可以读西班牙文，或说西班牙语，但写得不是很好，比如如何拼写单词，或是，你知道，形容词之类的，这些都很复杂。我还看过一点斯瓦希里语的教材。

因苏：我的天啊！

卡尔：还有一个就是阿拉伯语。嗯，在我的学业规划里，嗯，我考SAT时，他们让我填写我想去的大学。我首先填了ACC，因为我想，我会在那里有新的开始。接着，填好了以后，我填了UT，填完UT，接着我填了位于埃及的开罗大学。

因苏：开罗？开罗大学？哦。

卡尔：是的。

因苏：嗯，但是你还有很长的一段路要走，要学习更多的内容，才能自如地说……

卡尔：嗯，阿拉伯语。

因苏：是的，阿拉伯语。很好，有抱负的年轻人。

卡尔：嗯，我学习这么多语言，你知道，是因为我想，我想旅行。我从没有离开过得克萨斯州，从没有。

因苏：哦。

卡尔：我是说，我从一个城市搬到另一个城市；就是，我在韦科待过一段时间，就像这样，我还去过几次休斯敦，但是我从没有出去过。

因苏：哦，所以你想开阔一下眼界？

卡尔：我只是想去旅行。

因苏：旅行。

卡尔：并且我希望能通过自己的能力出去，通过去ACC上大学，来实现我的愿望。

因苏：了解，了解。

卡尔：我要主修表演和作曲。真希望我能如愿。

因苏：太棒了，太棒了。哇。那么你怎么才能让自己一直看到积极的这一面？只是让自己看到这一面。

卡尔：一直都保持积极的心态。

因苏：好的。

卡尔：每天做些开心的事。我是说，有人可能会想有一天或是一个星期不笑或者过得并不怎么愉快。如果可以，我希望自己每天都过得很开心。如果有些什么活动，你知道，像是一场让你开怀大笑的演出，就像美国偶像[笑。]，或者其他类似的节目，你知道，我会看这个节目，嗯，让自己开心起来。你需要找些什么——我的意思是对我来说，让自己把注意力放在那里，我需要这么做，你知道，为了平衡。我在这需要些欢笑；还需要一点安宁，只要一点点就行，接着我才会想到自己的梦想，集中注意力去实现我的梦想。

[注解] 卡尔在这提醒自己要开心，或许要带上他之前提到的“开心面具”。这对日常生活很有帮助。

因苏：好的，那么你很清楚地知道自己需要什么？

卡尔：是的，并且都在这儿，真的。

因苏：都在这儿，在学校，在这个学校？

卡尔：是的。

因苏：很好。那么，你还是会把这些告诉你的指导老师，对吧？

卡尔：是的，嗯，那是事实，等我们聊完了，我就去跟他说。

因苏：好的。

卡尔：关于早晨我说的自杀的事情，我违反了合同，其实是因为按照——MHMR，他们称它为——“心理健康，心理援助”什么的……我确实跟我妈妈说过带我去那，把我送进去，你知道，类似的话，希望能去咨询一下我的自杀想法以及消极心理之类的问题。我签订了合同，说我不会伤害自己或其他人，但是我违约了。我不知道这样做会有什么后果，但愿只是个警告，因为很有可能他们会因为我违约，不得不把我送到某个地方，让我在那里待一段时间，但我不想这样……完全不想。你知道，我会跟他们说，如果可以，我会天天都去学校，或者跟别人待在一起，或是待在自己的屋子，我可以做任何事，就是不要让我待在那样的地方。

因苏：嗯，看起来你很清楚自己不想做什么。

卡尔：是的。

因苏：嗯，好的，好吧。我还是建议你继续跟你的指导老师聊聊。

卡尔：嗯，莱斯先生。

因苏：是的，莱斯先生。

卡尔：嗯，莱斯先生，他在这儿是……我不知道，他在这儿待了很久了，是最好的指导老师，A级的。

因苏：是的。嗯，你是一个很杰出的青年。

卡尔：谢谢。你也是个很杰出的……姑娘。

因苏：[笑。] 老女人！老女人！

卡尔：姑娘，姑娘！[笑。]

因苏：说真的。能有机会跟你聊天，我不胜感激，你今天早晨帮了我很大的忙。

卡尔：嗯。

因苏：嗯，你就像个明星。你是整个人群里的明星。

卡尔：不是吧。

因苏：[笑。]你很风趣。

卡尔：[笑。]不是吧。

因苏：这次会谈我要给你打“A”。你最终会得到一个“A”。不是“F”而是“A”。你想要我为你写下来吗？

卡尔：不，我已经得到了，我已经得到了。

因苏：你得到了？你在心里得到了？

卡尔：是的。

因苏：很好，好吧，那很好，卡尔。

卡尔：我希望7月份能在日本见到你，但愿如此。

因苏：那真是太好了。跟你聊天很愉快。

卡尔：[日语。]

因苏：[日语。]好的，很好。

第八章

私人经验与动词“是”

SFBT的治疗师在会谈中往往会用到外部评判标准（由来访者所定的等级和可观察的行为表现），即使是处理情绪这样的明显包含内在的、私人经验的问题时，也会用到这样的外部评判标准。这是对维特根斯坦的一个理论的实践，即关注外部而非内部评判标准来表明所发生的变化，这不仅与弗洛伊德的思想，还与整个西方传统哲学思想背道而驰。

传统哲学观点，拿笛卡尔主义为例，从根本上将内部世界与外部世界（心与身）相分离。这种观点认为，思想、情绪的当下状态和发展过程完全是私人经验，并且只有经验个体才能感受到它们；他人是不能了解经验个体的感受的。因此，每个人都被自己的思想与情绪所包围，与外界隔绝。根据这种传统的模式：

> 人们有直接了解自己的想法、感受与体验的通道，却没有直接了解外部世界，即物质世界或他人内心世界的通道。这样的通道，如果非要说它可能存在的话，充其量也就是根据推论而得出的，并且只是有存在的可能性。一个人只可能了解自己的思想与情感，因为了解它们不需要作任何推理。（Stroll, 2002:117）

维特根斯坦在许多方面反驳了这一观点：

> 私人经验的本质并不是每个人拥有自己的样本，而是没人知道他人是否也有这样的样本或是其他不同的样本。因此这个假设或许能成立——尽管无法证实——就是一部分人对红色有某种感受，另一部分人有另一种感受。（PI:272）

所谓个体的“私人语言论述”都包含着他的某种“思想实践”，我（史蒂夫·德·沙泽尔）希望在这种由思想到语言的简化过程中，不会丢掉其最初的论述内容。假设我朋友马克斯有一种内在的、私人感觉，这种感觉他以前从未体验过，因此也就不知道如何对其命名。所以马克斯就在纸上写了个字母“S”来让自己记得这种独特的感觉。当再有这样的感觉时，他又在纸上写了个“S”。他后来又体验到了几次这样的感觉，每次都会记一个“S”，直到将一个小笔记本都填满了。这个笔记本就像是记载着马克斯私人的、内在的“S”经验的存在的明细表。现在，让我们假设马克斯决定向你展示他的明细表，他想以此来跟你分享他的“S”体验。你很仔细地浏览着每一页上那满满的一行行“S”，当然，你想弄明白点它们的含义，以便能想象“S”的感觉是什么样的，然后能跟马克斯分享他的这些体验。

但是这完全是私人的、内在的感觉，是马克斯所独有的，并且这种感觉除了“S”以外再没有任何其他的外部符号来表示。你怎么能够理解这种感觉呢？你所知道的只是马克斯叫它“S”。由于它是心理体验，你怎么能够想象“S”是种什么样的感觉？由于这种感觉没有外在表现，那么你怎么知道什么时候马克斯在你面前体验到了“S”这种感觉呢？你怎么知道自己是否也有过“S”这种感觉？你有可能已经感受过了吗？有没有可能你有的那种私人的、内在经验，你以为跟马克斯的“S”感觉一样，但其实并不一样？

关于马克斯的“S”经验及明细账你很有可能会提出以上那些问题。如果你确实问了关于马克斯的这些问题，那么你就得去找些答案，试着搞明白那些问题。你的这些问题以及马克斯在回答这些问题时的艰难，都告诉马克斯，其实他并没有有力的证据证明自己称作“S”的所有体验都是相同的。有可能有些应称作“R”，另一些应称作“T”?像你一样，马克斯并没有外在的或是独立的资源去证实他对自己的感觉的想法与记忆，但也不能让他把这些被他称为“S”的感觉换种叫法。由于这些问题难以解决，你和马克斯很可能决定，尽管你尽了最大的努力，你还是不能与马克斯分享他的“S”体验，他也永远不能够确定他的那些体验都真的是“S”体验。

如果没有外部评判标准，所有的“S”体验是否都相同或是每个人是否与其他人完全不同这样的问题就没有讨论的必要了，这是不可能有确定的答案的。而且，马克斯是真的有过这些体验还是没有这些体验也没什么区别了。因为如果马克斯没有过那些体验但硬说自己有，你对此也无能无力。缺乏外部评判标准，这个问题就无法再讨论下去了。

因此，维特根斯坦认为，个体并没有特殊的、私人的关于自我内在状态和过程的知识。为了便于我们谈论、理解，或许还有界定这些心理过程，就需要那些能够提供参考依据且能与他人分享的外部评判标准。

> 维特根斯坦还对一种假设提出了质疑，这种假设合并了二元论、唯物论和行为主义的观点，即认为以第一人称现在时表达其心理内容，是在客观描述或者是如实报告其内心世界、思想与行为。维特根斯坦认为实际上那些往往是内心世界的一种公开声明或是自我表达，这与自然反应，表示某种感受或意图的动作、表情等在某些方面有些类似。（Glock, 1996:175-176）

诸如“忧伤”“愉快”“生气”“希望”等词语，无论应用在哪里，都有着统一的外观，促使我们以为这一个词就概括了所有他指代的内容。我们常常认为同一个词语所代表的含义似乎永远保持不变，而忽略了其所在的语境。我们常常以为指代私人的、内在的、经验性的词汇和指代可公开观察的、客体的词汇大概是以相同的方式运作的。

> 比较：我感到高兴。/他感到高兴。

我们用于评判“他感到高兴”这句话的标准非常普通，包括笑容、笑声、炯炯有神的眼睛等。我需要找些标准来说明“我感到高兴”吗？我哪里感到高兴？我的脸吗？显然不是。我仅仅是有种我称之为“高兴”的感觉。这不是知不知道的问题，这只是种感叹。

当我说“他感到高兴”时，总会有这样一种可能，即他自己否认这一点。但当我说“我感到高兴”时，我是不可能出错的。（当然也有可能，那就是我在说谎。）有趣的是，即使排除了感觉错误的可能性，我也不可能是对的。

比较：我感到生气。/他感到生气。
我感到焦虑。/他感到焦虑。

他绷着脸，因此我们说“他感到生气”，他快速地走来走去，因此我们说“他感到焦虑”。如果我们去问他，他会对我们的判断既不给予肯定也不给予否定。与上个例子一样，这并不像我们观察自己，看到自己绷着脸或走来走去，因此而得出我们现在感觉如何的结论。在一定程度上，“我感到生气”和“我感到焦虑”都只是些感叹，没有对错之分。与把他们称作对自我心理状态的描述或报告相比，它们更类似于因疼痛而发出的“哎哟”声。

比较：我觉得自己是一个好厨师。/他觉得自己是一个好厨师。

“我觉得自己是一个好厨师”只是在某个确定的、具体的环境下，并且主要限定在观察那些吃我做的菜的人而得出的。当他们不要其他，而多次再点同道菜的时候，当6~8道菜都不够5个人吃的时候，当他们询问菜谱的时候，你才可以说“我觉得自己是一个好厨师”。也可能有其他的情况，比如我做了道自己很有把握的菜，但只是偶尔有那么一次。通常情况下，我并不觉得自己是一个好厨师，我还有其他的感觉。我能肯定的是在上面所列出的那些情况下“我觉得自己是一个好厨师”，其他人或许也能看到些证据让他们想到“他觉得自己是一个好厨师”，但人们通常并不这么说，人们更有可能说“他自我感觉很好”。如果要说起厨艺，人们通常会说“他是一个好厨师”之类的话。这些都是不同的。

比较：他是一个好厨师。/我觉得自己是一个好厨师。/我是一个好厨师。

“我觉得自己是一个好厨师”这句话是有情境的，并且转瞬即逝。

另一方面，由于有动词“是”，“我是一个好的厨师”这句话其实旨在说我而不是表达我的感受。换句话说，不论我正在做什么，都可以说“我是一个好厨师”；即使我正在写作或在公园散步，也可以说“我是一个好厨师”。动词“觉得”到“是”的转变，使我们谈论的主题从可轻易扩充内容的观察结果变成了永久的，持续不变的个人特性。一旦产生了这样的转变，这句话就不再仅适用于观察那些吃我做的菜的人这种情况了。这句话不再是仅仅在说我的厨艺、我觉得工作做得不错的这种感觉，而是在说我自己。动词“感到”到“是”的转变使我们抛开了情境，愉快（生气、焦虑、幸福）的感觉都消失了。

因此，显而易见，“他是一个好厨师”和“我是一个好厨师”有着非常显著的不同。当我说“我是”这两个字时，你会去寻找能证明这句话的证据，并且你会找到些对你有用的线索或评判标准。这些数据可以让你站在旁观者的立场上说“他是一个好厨师”，肯定没问题。大部分吃过我做的菜的人都可以说（并且大部分人说过）“他是一个好厨师”，但是，我并不需要什么评判标准就可以说“我是一个好厨师”。

> 如果有人说对他来说认识、理解一个事物是个内部过程，我们要如何反驳他？——如果他说知道如何下国际象棋是个内部过程，我们要如何反驳他？我们应该说当我们想知道你是否会下国际象棋的时候，其实对你的内部过程并不感兴趣。——如果他回答说事实上这就是我们所感兴趣的，我们对他是否会下象棋感兴趣——那我们应该让他注意到那些能够证明他的能力的评判标准，另一方面让他注意到那些能够评判他的“内在状态”的标准。（PI:181）

动词“是”

让我们进一步来看看动词“是”。

> 在日常生活用语中，常常会出现同一个词代表不同的意思——因此属于不同的符号……比如动词“是”，有时作为连接主语和谓语的动词出现，有时代表其连接的两个词是同等意思，有时还表示某种存在状态……（T: 323）。由于存在多种不同的意思，应用的过程中就很容易存在一些根本困惑（哲学中到处都存在这种困惑）。（T: 324）
>
> 比较：我是男的。/他是男的。
> 我是美国人。/他是美国人。
> 我是一个好厨师。/他是一个好厨师。

我可以说“我是男的”“我是美国人”“我是一个好厨师”。因为我很确定我是男的，我是美国人，我是一个好厨师。但这些其实并不是对客观知识的陈述，他们并不一定是基于可观察的评判标准得来的。是一个男的，美国人以及好厨师都是持久不变的或是永久的个人特性，对我来说是生活中的事实。尽管有时我做的菜并不怎么好，但在我看来，这些信念不会因此而有所改变。就像维特根斯坦说的：“他已经知道了他所知道的：因为知道是他的头脑的一种状态；他不会对此产生怀疑或出什么错。”（Z: 408）

当我们从第一人称变到第三人称时，情况就不同了。跟之前一样，“我是”这两个字使你去寻找能证明这句话的证据，并且你会找到些对你有用的线索或评判标准。这些可以让你站在一个旁观者的立场说“他是男的”“他是美国人”肯定没问题。因苏以及其他吃过我做的菜的人可以（并且大部分已经）说“他是个好厨师”。维特根斯坦为此提出了一个很重要的区别：

> 心理动词的特征是以第三人称所说的事实要通过观察才可被证实，而以第一人称所说的却不需要。以第三人称所说的句子是：信

息。以第一人称所说的句子是：表达。(Z:472)

比较：我是一个男的。/他是一个男的。

我是一个美国人。/他是一个美国人。

我是一个好厨师。/他是一个好厨师。

我是一个精神分裂症患者。/他是一个精神分裂症患者。

在第四对句子中发生了什么？记得DSM以及精神病学中那长长的诊断标准吧。动词“是”在4个以第一人称陈述的句子中的形式是一样的（我是一个X）,同样它在4个以第三人称陈述的句子中的形式也是一样的（他是一个X）。4个以第三人称陈述的句子中的“是”都包含了同样的语法形式的特性（2×2是4）。这极具诱惑力，让我们不自觉地以同样的方式去理解这几个句子，这必然使我们认为精神分裂症与男性、美国人和好厨师是一样的：这4个都被看作或完全被理解为永久的、保持不变的个体特性。

比较： 2×2是4。/他=精神病患者。

玫瑰花是红色的。/玫瑰花≠红色。

第二句中的“是”与第一句中的“是”的语法规则并不相同。第二句中的“是”将两个不同的事物连接起来，玫瑰花与红色，而不是表示某种存在状态或特性。换句话说，红色并不等同于玫瑰花，玫瑰花也不等同于红色。有些玫瑰花是白色的，有些是黄色的，等等。

语法规则使我们自然的认为精神分裂症是无法治愈的：一旦成为一个精神病患者，那么永远都是一个精神病患者。我们不需要精神病治疗，甚至连相关的理论都不需要，仅仅通过语法规则就可以得出这个结论。

比较： 我是一个酒鬼。/他是一个酒鬼。

这发生了什么？很显然，动词“是”诱使嗜酒者互诫协会（AA）就像精神病学（至少在精神分裂症这个例子中），相信酒鬼是一种稳定的状态，是永久不变的。这使得人们认为即使30年都没喝过酒，他依旧是个酒鬼！事实上人们顽固地坚持着关于“是”的这种荒谬的看法，以至于大概没有经验性的证据能够影响AA或是诊断上的语言游戏，治愈是不可能的。

比较：我是一个厌食症患者。/她是一个厌食症患者。

这又发生了什么？抗厌食症联盟看起来已经被“是”的语法规则所迷惑了。他们认为，厌食症的治疗是一个毕生的抗厌食症运动，这一观点恰恰“证实”“是”确实代表一种对等关系：她=厌食症患者。因此，她挨饿（得厌食症）的时候，厌食症就是个问题。“治愈”之后，厌食症依旧是个问题，它以“抗厌食症”的形式存在。（维特根斯坦指出，按照逻辑，“P”在陈述“P”与“非P”中的含义是相同的。）

比较：我感觉好多了。/我好多了。
　　　你感觉好多了。/你好多了。
　　　他感觉好多了。/他好多了。

在会谈过程中，当被问及感觉如何时，来访者通常会报告“感到好多了”。由于动词“感到”的非持续性，治疗师会注意当时的背景，当叙述的内容更加充实一些的时候，来访者会开始转为用动词“是”，以便对它的语法加以利用。换句话说，有时让来访者划分等级并对此进行描述，以及描述其日常生活，通过收集这些“证据”使得咨询师可以说：“哇！很显然你好多了。”之类的话。这样一来自然又会引出新的问题，那就是来访者如何才能保持已有的进步。

这种评判标准如何与其他的心理诊断标准一起使用呢？正如维特根斯坦所说的：“把读者能自己做的一切事都留给他自己。”（CV:77e）

让我们来简要地看看动词“想”。

> “想”这个词混乱的用法……就像“小提琴”（Voilin）这个词一样，不仅代表一种乐器，有时还表示小提琴手，小提琴的部件，音色，甚至是小提琴的演奏。（RPP2:730）

在培训班或研讨会中，每当我（史蒂夫·德·沙泽尔）演示完一个与来访者的会谈过程（或播放一个会谈录像），常常会有人指出会谈中某些特别的地方，问我:“那个时候，你在想什么？”我通常的回答是：“仅仅就是那些你所看到和听到的。”尽管我很确信这一点，但这显然不能满足提问者。正如维特根斯坦所说的：

> 我可以知道别人正在想什么，却不能知道我正在想什么。“我知道你在想什么”这句话是对的，“我知道我在想什么”这句话是错的。（哲学这一整片乌云凝结成了语法规则这一小水滴。）（PI:222）

提问者直接看到并听到了我和来访者在其之前所问到的那个时刻的所作所为——比如，问了一些奇迹问句。由于多年的实践，我现在会自然而然地问出这些奇迹问句，并没有想到提问者所用的那些术语。我并没有在心里想“啊哈，现在是时候了”，也并不是靠某种直觉，这更多的是一种训练的结果。当然，作为一个旁观者，可以仔细地观察很多会谈过程，了解治疗师是如何提出奇迹问句的，并且弄明白了他们所遵循的规则。这些规则或许会涉及这样一些内容：在大部分案例中，在询问奇迹问句之前，来访者会说出自己希望通过治疗达到什么样的效果，因此至少间接的告诉治疗师，他相信自己或许能有所改变。来访者会屡次告诉治疗师某些“特例”，治疗师可以通过这些“特例”来了解该以何种方式肯定并鼓励来访者。当然，来访者也会大体描述一下他的日常生活，所以来访者对于奇迹问句所给出的反馈是有意义的，因为这个反馈所处的情境与其日常生活中的情境是一致的。

我认为从某种角度来说，我并不知道什么时候问那些奇迹问句，我只是这么做了而已。这有点像下面这个例子：开车的时候，我会在适当的时机不假思索地从二挡换到三挡，或是从三挡换到二挡。这仅仅是训练与经验的问题。维特根斯坦也说过：当要完善某个已有的想法时，他会按照一条既定的思路去“想”。当然，如果没有大量的观察与实践，就很难知道什么时候该问那些奇迹问句。因此，提问者所提的问题是完全合理的，不过，提问者把“想”看成是独立于谈话过程并且与其同步进行的一种活动。

> 如果一个正常的人在某个正常的环境下与我进行正常的交谈，如果他问我在这种情况下，是什么将“想”与“没想”区分开来——我应该是回答不上来的。我肯定不能说区别就在于：在他说话的过程中，发生了些什么或是没有发生些什么。（RPP:248）

提问者确实将“想”看成是一个独立于谈话过程并且是与其同步的、并行的活动，但是“想”不是行为。有趣的是，当观察了一个又一个会谈之后，我们会越来越清晰地看到，想法很容易被描述为谈话内容本身。我们感到困惑的原因是：

> 词语的存在（都）代表着某种活动，如写作、阅读等，这使我们想要找到一种活动，不同于之前的那些活动，但又与之相似，“想”就是这样一个词。当我们日常用语中的字词的语法规则看起来大体样子比较接近时，我们倾向于用类似的方式解释他们，也就是说我们试图用类比的方式理解所有事物。（BBB:7）

维特根斯坦常常指出“想”这一概念所包含的难题，并指出哲学家把“想”说成是发生于人的头脑里的某种活动，这就引出了很多麻烦，使“想”这一活动变得玄妙且神秘。实际上，正是这种虚构的从属性活动模式构成了“想的概念”。（Z:106）

我们知道“学习”或“找到”之后能接些什么样的内容——我们会说，学习一台机器的工作原理或者人体解剖学。因此，我们以为也可以“学习”或“找到”想法、思维。现在事情变得非常让人困惑了，我们发现自己完全弄不懂“机器”这个词是什么意思，于是必须要假想一个独特的，“神秘的”机器。我们用相同的词语，相同的表达形式去描述两个物体，因此错误地以为这两个物体与其真实情况相比，更为相似。（Staten, 1984:77）

培训班里的提问者会不会以为我参考了一本规则手册呢？是的，很显然他会这么认为。提问者似乎就是这么想的。但是，我是通过学习才知道了如何做治疗的。从这个角度来说，至少做治疗与开车有点类似，都是反复训练，不断练习的结果。因此，我开车的时候，会无意识地沿着“同一方向”的箭头前行。在这两个例子中，可以把我所做的看作是在遵循某些规则。但我并不是有意识地去遵循这些规则。

“遵循规则”是一种实践。而一个人认为他是在遵循规则并不等于他就在遵循规则。因此，不可能“私自地”遵循规则：不然他认为自己在遵守规则就同他在遵循规则成了一回事。(PI:202)

显然治疗过程中有一些可预见性的内容，旁观者可能认为我的行为是遵循某些规则的结果。但是，正如维特根斯坦所说的，“我遵循规则的时候，并没有刻意选择要这样做。我只是盲目地遵循着规则”（PI:219）。换句话说，我利用已掌握的那些规则，顺其自然地做事。

我们不能将思考与活动本身相分离。在会谈中，我的想法显然是基于对当前谈话过程仔细观察的结果。他就在谈话过程的表面——没什么是隐藏起来的，所有的过程都可以看到或听到。（这就像是在一个人下象棋的时候，问他下步棋怎么走，这关系到棋局会发生什么变化。他的想法通过他所走的棋展现出来，而不是通过某种只有下棋者自己察觉到的神秘体验展示出来。）

“我们不能将‘思考’与工作相分离。因为思考并不是经缜密思考的谈话的伴随物。”（Z: 101）如果当时我在“想”，即在跟我自己说接下来该做什么，那我就不能倾听来访者说了些什么。我肯定会忙于聆听自己的声音，而不能对来访者所说的内容进行有效反馈。如果“想”是这样一种从属性的活动，那么就不可能存在有意义的谈话，因为我们都太忙于思考以至于不能参与到谈话中去了。

> “吃”“说”“切割”这样的词语，同样具有动词“相信”“希望”“祝愿”“打算”等（“思考”）中所存在的那些语法结构，要非常注意这一点，不要把它看成是理所当然的。（RPP1）

第九章

SFBT与情绪

并不能由现在所发生的事来推断未来将要发生的事，相信事物存在因果联系的想法，是一种迷信思想。

——维特根斯坦（T:1361）

很多年以来，SFBT关于如何“处理情绪”的观点常受人批判，甚至有人指责SFBT“忽视情绪”。从表面上看，SFBT确实是重点关注行为表现的，但不知怎的，有些治疗师会认为这就意味着SFBT“忽视情绪”或是“不考虑情绪”。这种指责显然是基于哲学、心理学及受其影响的心理疗法对于“情绪与感受”的传统看法。传统的哲学与心理学将情绪与感受看成是人的内在状态或是内驱力，他们往往是私下发生的，是人们各种行为的原因，并且与治疗师所治疗的问题相关。这种个人主义的、线性的、原因性的观点给主观性而非社会性赋予了特权，使它成为我们理解情绪与感受的起点。因此，人们认为个体对其内在状态或内驱力有独特的、准确无误的认识。这种观点成为传统心理学与精神病学的基础。

维特根斯坦对情绪有不同看法。比如，他会指出个体体验情绪的环境，以此来提醒我们，日常生活中用到的词语，诸如“生气”“害怕”“焦虑”“变好”“失望”等，都会涉及他人，无论前后发生了什么，都会对我们所感受到的情绪产生影响。换句话说，在理解“生气”“变好”“失望”等感觉时，是不能脱离其所在的情境的，若脱离了情境，情绪就会变成一种神秘体验，并脱离日常生活。

当然，维特根斯坦所说的这些是我们早已知道的，但是传统的世界观（必然大部分是基于传统的哲学与心理学观点）困扰着我们，让我们有一种强烈的愿望想要更进一步的挖掘，去看看情绪背后究竟是什么，去理解“感觉更好”或“生气”的本质是什么。我们不自觉地忘记了把问题放在日常生活这一背景中去考虑，也因此产生了许多困惑。因此，维特根斯坦将他的工作——至少在某种程度上——看成是在为我们做个提醒，让我们想起自己已知的内容。

对于维特根斯坦来说，所有的内在状态或过程，诸如感到生气，感觉好点，思考等都与某些外部环境有关，并且在某种程度上人们是通过这些外部环境对其作出解释的。如果一个人说“我感到沮丧”，这是对其情绪或感受的表达，与诸如“哎哟”这样的因痛苦而发出的声音类似，这不是经验性的陈述，个体并不是在报告他对自我进行观察所得出的结果，这不是对客观知识的陈述。因为用第一人称所陈述的句子并不是在报告个体对自我的认识，而仅仅是一种表达，所以他是不会出错的。当然，没有错也就没有对。这仅仅是一种感叹。但是，当我们说诸如“他很沮丧”这样的话时，我们是基于观察而得出的，这又涉及了观察背景：我们看到他与那些说自己很沮丧的人的行为表现一样。当然我们有可能是错的，只有他能告诉我们观察结果是对还是错。

维特根斯坦描述事物的方式提醒我们去观察正在发生的事，提醒我们把日常生活——包括我们使用语言的时候——作为理解与描述某种事物的基础。这些对日常生活的描述取代了传统哲学与心理学对事物的解释及相关理论。

在我看来——维特根斯坦精确而又清晰地指出——任何“内在过程”（比如愤怒的感觉）必须有外部评判标准才能站得住脚（PI:580），而且，情绪只在其产生的环境中有重要地位（PI:188）。

但是，这又出现了一个有趣的问题。维特根斯坦写道：

> 第一步是彻底地避开注意。我们谈论（内在）过程和状态，但并没有确定它们的性质。我们以为有朝一日或许会更加了解它们，但这只是给自己找了个特定的方式去看待这件事。对于更好地了解一个加工过程意味着什么，我们有着明确的看法。（魔术中的关键动作已经做完了，但那恰恰是我们认为其中完全没有玄机的动作。）我们依靠类推法来理解自己的想法，但现在这种方法却变得支离破碎。所以我们只能否认这个自己还尚未理解的过程，我们甚至连它所处的环境都

没有了解清楚。目前我们只是看起来似乎否认了（内在）过程，实际上，我们当然不想否认（内在过程及情绪）。（PI:308）

既然内部过程是无法观察的，而我们又关注于外在可见的标准（行为），所以SFBT常被人误解为忽视或否认了情绪。也因此SFBT更进一步被人误认为是属于行为主义学派的。认为我们想要否认我们的表情与我们所看不见的“内部过程”的联系。（PI:305）“我们所否认的是这些内部过程能帮助我们正确的理解词语的用法及‘情绪’的概念。”

举个例子，治疗师通常会让来访者描述 “奇迹”发生后的那天会发生些什么，当治疗师与来访者探讨过这个内容之后，治疗师通常会提出评量问句。

治疗师：现在，从“0”到“10”，“10”代表“奇迹”发生后的那天……

来访者：好的。

治疗师：……“0”——一个人为设定的起始点——代表你安排此次见面时的状态。

来访者：嗯……

治疗师：那现在的状态在“0”到“10”之间的哪个位置？

来访者：应该是“3”。

在这段对话中，他们在谈论些什么？看起来他们两个人都知道所谈论的内容是什么。

治疗师：那么，从“0”到“3”有哪些不同呢？

来访者：嗯，处在等级“0”的时候，我感到绝望，情绪非常低落，总是卧床不起，必须要强迫自己才能从床上下来。

治疗师：那么，处在等级“3”的时候呢？

来访者：我可以看到一些希望……我更愿意去做一些事，而在“0”的时候我需要强迫自己去做。

治疗师：你的好朋友会不会注意到其他的变化?

来访者：有时我会微笑。

现在，“10”“3”和“0”所代表的含义渐渐清晰起来—— 一种简略的表达方式或代码——代表着来访者的内在状态，即感受与情绪。来访者现在能够更加充分地对此进行描述，有时会描述一些可观察的、有行为表现的内容。因此，我们用这种等级评估来揭示并描述情绪变化的外在表现。

治疗师：那么，当你微笑的时候，你和你的朋友在做些什么?

来访者：我们可能是在咖啡厅里喝咖啡——我们最近都没有这么做过，只不过是因为我觉得自己的心情太糟糕了，以至于这样的事都会让我烦心。

治疗师：那么，当你达到“3”时，仅仅是能与他人在一起都会与原先不一样。

来访者：是的，特别是如果是我主动邀请的……那或许应该是“4”了!

治疗师：那对你朋友来说，这会是你已经有所改变的标志，意味着你感觉更好了?

来访者：是的，如果我约她，她会马上知道我目前感觉好多了。

治疗师：那么她会有什么样的反应?

来访者：她会很高兴。

治疗师：你会因为她因此感到高兴而高兴……

来访者：嗯，当然……

治疗师：那么，你们两个人最终会做些什么?

来访者：或许一起吃个我们两个都不应该吃的甜点[笑]。

显然，治疗师与来访者在谈论来访者所发生的转变，即感觉变化的外在标志和背景。实际上来访者提出了下一步要从等级“3”到等级“4”，她会有更进一步的改善。

谈及在咖啡厅一起喝咖啡，或许还会要个甜点——当这两个女人都感到很开心并开怀大笑时——有时就是把“感觉更好”置于它的基地：日常生活中。下次再看见她的朋友时，她很可能会记得这次谈话并会微笑，这个微笑可能会让她的朋友也报以微笑。这可能会暗示来访者她真的感觉好多了。（她们甚至会吃些原本严禁吃的甜点，享受它的美味。）

当然，来访者会多次谈及他希望其他人如何改变。鉴于我们在讨论背景环境及两个人的互动，评量问句在这会非常有用。

治疗师：那么，“10”代表你与他人对于坚持禁戒（戒酒等）的自信程度差不多，“0”代表相反的含义，你现在是多少？

来访者：“10”。

治疗师：那你觉得你妻子会认为自己在哪个等级——如果她在这里的话。

来访者：“3”——当然，这只是我猜的……

治疗师：当然，但是你很了解她……她怎么能知道自己由“3”变到了“4”呢？

来访者：你该明白，这与信任有关。这会花点时间。

治疗师：这是正常的，大概要花多长时间？

来访者：至少1~2个月。

治疗师：从“3”到“4”，她会怎么对你表示更多信任。

来访者：她可能不会。你知道，她非常讨厌我，一直跟我保持距离。

治疗师：那么，当她不那么讨厌你，对你多了点信任时，你认为她会在哪个等级上？

来访者：至少是“6”，也有可能是“7”。

治疗师：她会做些什么？

来访者：也许她会起床，为我做早餐——煎鸡蛋，做培根之类的。

治疗师：那对你来说是一个大大的惊喜还是觉得微不足道？

来访者：巨大的！[笑。]或许甚至是个奇迹。
治疗师：那你会做什么？
来访者：我会给她一个大大的拥抱。
治疗师：吃饭之前还是之后？
来访者：之前……

这段谈话不断的谈及环境、行为及情绪状态，这可以让来访者去想象一个场景，他和妻子在这个场景中明显感到对彼此的感觉好了许多。因此，“感觉更好”并不是一个模糊的内在事件或过程，而是可以在平常的、自然的环境中，即它的基地中加以讨论的。只有在这个环境下，来访者（和他的妻子）才会需要彼此间的态度有所改善，并且这种改善会对他们有重要意义。

情境中的情绪

让我们来看一个我们所有人都经常使用的一种常见句型。想象一个来访者说：

> 我冲她大喊大叫是因为我生气了。

这个句子起了什么作用？很简单，这可能会让我们把“生气”这种情绪从它所发生的情境中抽离出来，即我们或许想知道来访者为什么会生气。如果他说常发生这种事，我们或许会开始质疑他控制或管理愤怒情绪的能力。因此，我们越来越肯定，生气会导致大喊大叫，生气成为我们一直关注的问题。

如果我们将画面扩大，看看之前之后都发生了些什么，如何将生气纳入我们对当前情境的理解当中呢？或者，是不是生气这一情绪无意间掩盖了情境，将他与她都移出了画面之外，使我们只注意到他的愤怒而非他们之间发生了什么?

脱离了情境，他就只能看到自己以及他冲她大喊大叫所引来的麻烦。不看事情的前因后果，他当然只能说她与此事无关。（并且，她当然也能这么说。）脱离了情境，他的大喊大叫是成问题的，但是他已经准备好了一个理由：他生气了。他把自己扮成其愤怒的受害者。下一步当然是关注愤怒本身的“原因”，越来越忽略这件事发生时他们的互动，以及当时的情境，他们都摆脱了困境，这件事谁都没有责任。无论发生了什么，都怪愤怒。这就像是他在说：是魔鬼让我这么做的。（因此发展出了“愤怒管理团体”。）

与以上的方式不同，我首先关注的是愤怒产生的情境。在他冲她大喊大叫之前发生了什么？尽管我们不会再提及愤怒情绪的名称，但会谈谈大喊大叫之前，发生的过程中及之后都发生了些什么，这些内容必然与事件发生的情境有关，这是愤怒情绪的外在表现。是不是这种方法并不一定能处理来访者的情绪（内心世界的和外部世界的）？是不是这种方法并不一定能改变他们对待彼此的方式，这种改变能使他对她大喊大叫的次数没有那么频繁，也可以减少他在这种情境下感到愤怒的频率？当然这种社会性的、互动的理论与传统的个人主义的理论并不相同。（我想这就是那些批评者通过他们的批判想表达的内容——即SFBT处理“情绪”的方式与其他流派的疗法不同。不管人们如何看待这一特殊的问题，这都是事实。）

此外，我最感兴趣的是各种“例外”。我想知道他什么时候会感到愤怒，但没有冲她大喊大叫，这种情况会在其他的什么时间，怎样不同的情境下发生。他大喊大叫的时候与没有大喊大叫的时候有哪些不同？我还对情境相似但他没有感到愤怒这种情况感兴趣。他有没有大喊大叫但并没有生气的时候？这些都是处理愤怒的方法，这些方法使情绪处于自然的、有前后联系的日常生活中。（当然这不是传统的方法，但显然并没有忽视情绪。）

我关注于当他的感觉有所改善时，自己会想要作出哪些改变，这些改变是否明显与愤怒或大喊大叫有关。在我看来，当他的感觉有所改善的时候，谈谈他正在做的事会诱发出更多“更好的感觉”，他对情境描述的越详细，就越容易记得“感觉更好”的感觉有多好。另外，当其他重要人物看到他“感觉更好”了，即表现得有些不同，即不再表现出他的愤怒情绪了（他们所能看到的只有其外在表现），他们对他的反馈会加强并帮助他记得这些较好的情绪（内在的）。

那么显然，SFBT处理情绪的方式与传统处理情绪的方式不同，但这并不代表我们忽视或贬低了情绪。这种方法只是在某种程度上更关注于定义情绪外显的、可观察的因素与情境。此外，将“更好的感觉”与它在日常生活中发生的情境联系在一起，这种方法可以帮助来访者把注意力放在牢记这种“更好的感觉”上。

SFBT并不把情绪看成是需要解决的问题，而是把它们当作来访者所拥有的资源，这些资源可以帮助来访者构建一些“更好”的事情。换句话说，就是帮助来访者构建出一些情境，他在这些情境中会“感觉更好”，并且会记得他们的感觉有所改善是成功的构建并“强化”问题解决的一部分。通过关注情绪发生的情境，SFBT使这些情绪处在他们的基地中，即来访者的日常生活中，而不是使他们成为某种个体内心世界中神秘的、让人难以理解的现象。因此，来访者日常生活中的其他人自然而然地看到并参与到了来访者的转变中来，这无意间强化了来访者的转变。这缩小了来访者在传统的治疗中常会遇到的一个鸿沟，即来访者在咨询室内能意识到解决问题的办法，但在日常生活中却缺乏这样的意识。

让我们再来看看：

> 我冲她大喊大叫是因为我生气了。

这是不是意味着他认为或相信是愤怒的情绪导致他大喊大叫？或者，他是不是在某种程度上把愤怒当作是他大喊大叫的正当理由（或借口）？

愤怒导致大喊大叫，这其实是种假设，提出这种假设的理由是：

> “你的某个行为总是在出现某种情况后发生，我们之后就会把这种情况称为这种行为的原因。如果人们有许多与此大体一致的经验，那么就有充分的理由提出假设。”（BBB:15）

现在的问题是我们是否有信心预言，在大多数的情况下，大喊大叫并不是由他的愤怒所导致的。然而，当我们想知道他对自己的大喊大叫所给出的理由时，情况就不同了，因为

> “任何经验没有必要得到肯定，你所说的理由也不是一种假设。”（BBB:15）

那就是说，因为愤怒被看作是大喊大叫的原因，所以就必须要有充足的实例来说明愤怒之后通常都会出现大喊大叫。（当然，他有时只是愤怒，但没有大喊大叫。）另一方面，他认为这种想法十分合理，即他的愤怒是他冲她大喊大叫的原因，如果他没有生气，那么就没有任何理由去大喊大叫，基于这样的认识与理解他才给出了这个理由。
将第一人称换作第三人称：

> 他冲她大喊大叫是因为他生气了。

只要说话的人承认并接受了愤怒是他冲她大喊大叫的原因，那么这位旁观者就会对把原因归咎于愤怒的想法感到满意。但如果他没有承认并接受这一点的话，愤怒就不能成为大喊大叫的理由。他或许并没有意识到这个事实，那就是虽然他给自己大喊大叫找了不少理由，但这也不能将那些理由变为起因或假设。

> 这个案例中，他没有察觉到的正是理由，而不是起因……弗洛伊

德把人们为某个行为找的理由看作是它的起因，因为他认为这个理由可以由一些科学方法推测出来，并且最终会因为行为主体的默认而得到证实，他会认为这确实是他的理由；弗洛伊德又把起因看作理由，因为他认为他所寻找的起因是通过另一种方法被获悉的，而这种方法与实验科学证实因果假设的方法无关。（Bouveresse, 1995:72）

在维特根斯坦看来，弗洛伊德混淆了理由与起因，弄得“一团糟”，直到今天依旧如此。

人们不断地问“为什么”，这就像是一个旅行者站在一个建筑物前看“一本旅游指南”，但却忙于看这座建筑的历史等资料，反而妨碍了他欣赏这个建筑。（CV:40E）

维特根斯坦认为理由与起因是不同的,这与人们对情绪的传统观点不一致。这种传统观点认为，内在的、情绪性的状态是外在行为的起因。在做治疗的时候，常常会听来访者谈起“情绪”，并且用各种令人困惑的方式使用动词“感到”，其暗含的主要内容是“情绪”是有害行为的起因。治疗师在研讨会、培训班及学术文章中普遍同意这种看法，并且常常提及“情绪……引发行为”它“让人有种按照某种方式行事的冲动”（Kiser,Piercy & Lipchik,1993：255）。这使我们把“情绪”物化——把它看作是发动机（也就是具体化）——或是在情绪性词语后使用一般只适用于人类的谓语（即小人谬误）。情绪成了我们心里的一个小人，让我们去做那些我们并不一定想做的事情。因此，人们会把一些情境与行为本身分隔开来，即那些让人感到失去了“情绪”这一引发外在行为的内部过程的情境。

如果忍住不问“为什么”，我们就会只关注于重要的事实；那么在我们调查的过程中，这些事实会将我们引向答案。（PI:471）

治疗师、来访者、教授、学生以及其他困惑的人都喜欢问“为什么”。“为什么？”这个问题非常含糊，我们并不清楚给出一个理由或起因是否能满足提问者的要求。毫无疑问，在行为科学以及治疗师中，至少是从弗洛伊德时代开始，对一个事件的因果关系的陈述才是人们想要的（并且科学的）回答。

> 那么心理学探讨的是行为举止，而不是心灵？
>
> 心理学家记录的是什么？——他们观察的是什么？难道不是人类的行为举止，特别是他们的言辞吗？然而这些却不是关于行为的。（PI:179）

第十章

问题、误解与乐趣

SFBT为什么要忽视人们的问题？如果连出了什么问题都不说，又怎么能帮助别人呢？

有时SFBT被描述成一种禁止讨论问题的疗法，但事实完全不是这样的。事实上，包含本书内的许多会谈文字记录都已经提供了充足的证据来反驳这种误解。卡尔告诉因苏自己家中的困境，以及会谈前一晚的绝望。在与伊冯的会谈中，玛格丽特叙述了她滥用毒品、陷入受虐的关系中以及在自己和谁住这个问题上向家人撒了谎。还有当罗伯特和他妈妈与史蒂夫交谈时，他们谈到了罗伯特常常胃疼、看起来对生活缺乏积极性、上学困难等问题。在这些访谈中，我们都没有试图阻止来访者谈及他们的焦虑与担忧。事实上，为问题创造一个空间或对其表示尊重对治疗至关重要，这样来访者就会感到治疗师能理解他们的困境，并乐于帮助他们。当来访者在描述一个存在问题的情绪感受或情境时，治疗师会问一些问题，“你想要这些情绪/想法/行为发生怎样的改变？”谈及人们想要的转变就几乎总会谈到他们的问题，因为来访者会对自己的问题与想要的转变之间的差异进行描述。因此，当我们谈及来访者想要的转变时，从现象学的角度来看，来访者就是在谈论他们的问题；当我们继续探索治疗目标及“例外”时，就会看到他们的痛苦。SFBT与其他疗法的不同之处就在于，焦点解决的治疗师将大部分的精力都用于促使来访者充分描述出问题的解决方法，而不是让来访者对自己的问题描述出更多的细节。

我们持有这种观点的理由有以下几点：第一，当来访者对他的解决方法有一个更详细周密的描述时，通往问题解决的路很可能就会浮现出来。例如，玛格丽特注意到她生活中渐渐出现了问题解决的迹象，前男友对她来说不是最重要的了，想找个工作这个想法替代了前男友的位置。因此，玛格丽特不仅清晰地表达出希望问题得到怎样的解决，而且开始知道如何才能达到这一目标。当来访者发掘出自己解决问题的途径时，就会有动力前行，而治疗师并不需要“鼓励”她去执行治疗师所认为的最佳方案。

第二，对问题的描述常常变成为常规化的、一致性的语言结构，它掩盖了新的或与之相矛盾的信息。例如，“沮丧”这个词可以变成一种囊括所有的描述，使人们主要关注于某人很沮丧的相关证据。疲倦的时候、灰心丧气的时刻、关系破裂、因为他人的一点点冷落而烦恼等，这些都是人们最为关注的表现，而对于未来充满希望、小小的赞美、令人满意的合作以及感到满足的时刻等内容，因为它们与沮丧的描述不符而被我们认为是幼稚或靠不住的，因此被完全地忽视或摈弃掉了。帮助来访者描述出问题的解决方法，就为描述提供了一个语言学的结构，在这个结构中，那些经验就不再是必须摈弃掉的了。而在很大程度上，它们被看作是重要的、可信的，并且成为问题即将被解决的证据之一。继续说玛格丽特的例子，下一次她认识并了解到自己有一段时间没有思念男友了，那时她就能够把这作为离问题得以解决又近了一步的证据，而不是认为这只是在否认自己还在迷恋男友。

你怎么能够在不处理情绪感受的情况下去完成一个治疗呢?

第九章都在说情绪与SFBT的问题，读者可以在这章中看到一个更为完整的描述。总之，不管怎样，SFBT有个“不处理情绪的疗法”的名声。就像所谓的禁止讨论问题一样，否认或阻止来访者表达情绪也是对SFBT的一种误解。但与此同时SFBT也并不鼓励讨论情绪。对情绪的讨论会在来访者需要或想要的时候出现，SFBT的治疗师会接纳这些情绪，但往往不会设法让来访者描述这种感觉是什么，把它归因于什么（“你认为你为什么会有这种感觉？”）这种细节性的问题。没有一个SFBT的治疗师会阻止来访者表达情绪，如果没别的特殊原因，这么做是不尊重来访者的表现。与此同时，SFBT的治疗师也不会让来访者用更多的言语去描述其内部情绪状态，或去推测这个情绪可能的起因与影响（“你认为是什么让你如此难过？”“当你感到难过时，还有什么其他的感受吗？”）相反，SFBT认为情境性的情绪状态在外显行为及情境中更为重要，因为这才是来访者想要表现出明显变化的地方。此外，在我们谈论情绪时，把它看成是脱离动作与行为而独立存在的，而与其他的人类神秘感受紧密相连的——这种看法使内心世界与外部世界之间有了一个主观性的界线，这打破了我们经验的整体性。

要使关注点发生改变，或许可以问这样一些问题：“当你发现自己在做哪些事情时，就代表你开心点了？”—— 一个心理状态有所变化的行为标志。一个情境性问题或许是这样的：“你的妻子怎样才能知道你感觉好些了？她会看见什么？”SFBT认为情绪状态与发生于外部环境的行为紧密相连。尽管SFBT的治疗师讨论情绪的方式与其传统的讨论方式不同，但他们仔细地注意着情绪变化的外部标志，使来访者有机会更细致地体会到自己促使情绪改变的感觉，也因此促使他们去观察外部世界而非继续关注于内部世界。第九章中更深入地探讨了这些问题。

非专家立场的特点

你认为人们总是知道自己要做什么，而我的许多来访者却对此丝毫没有头绪，有时你必须告诉人们他们需要做什么，人们不就是为这个才花钱找治疗师的吗？

在讨论SFBT与其他疗法有何不同时，有位经验丰富的SFBT治疗师提出，人们不会看到SFBT的治疗师给出建议，这让因苏脸上呈现出困惑的表情。“什么？”她说道，“你的意思是如果你知道某些东西可以帮助来访者，但你却不会告诉他？”SFBT深信来访者知道如何设定计划并达到他们想要的结果，但这种信念有时被人解读为治疗师在治疗过程中从不提出自己的想法、建议或者抉择，而事实必然不是这样的。不过，在SFBT观点中，关于给出建议还有两个附加说明。

第一，与技能训练或缺陷治疗这样的疗法相比，SFBT中不太常出现给来访者提出建议的做法。来访者是决定自己往哪里走，如何到达那里的首要专家。例如，训练交谈技巧时，技能训练治疗师几乎完全控制了来访者前进的方向，而一个SFBT的治疗师会花大量的时间去引导来访者说出自己曾经与人相谈甚欢的经历，并帮助来访者看到他那时都做了些什么。

第二，SFBT的治疗师的建议仅仅只是建议。这些建议都是试探性的，来访者可以判断它们是否适合自己，由此来决定接纳还是摈弃。治疗师甚至会把这些建议的提出归因于他人，从而使自己与之保持距离（“其他的一些来访者发现，在这些情况下找个律师会比较有用，这对你来说是可行的吗？”），治疗目标依旧由来访者负责制订。这与那些更具指导性的疗法有很大不同，他们大多是依靠来访者采纳治疗师提出的建议进而取得治疗的成效。

总的来说，治疗师是一群真心地想要帮助他人的善良的人。我们时常善意地分享自己认为可以使来访者的生活发生改变的想法，以此来表达这种助人的愿望。不幸的是，我们大部分的好主意对于来访者来说并不陌生，他们已经听到过这些主意了。如果我们坚持自己的慷慨大方，这种情形就很容易变成一场客气的（有时并不那么客气）关于治疗的争辩，来访者会找证据反驳我们每一个善意的建议，说明它们是不可能的、不切实际的或是不能被接受的，如果再做更多的努力想要说服来访者接纳你的建议，只会使这场争辩越来越激烈。因此，我们还是改变对自己的职责的认识，好好当一个治疗师吧。我们的职责并不是为来访者想出正确的解决方法并说服他们接受它，我们的职责是为来访者创造条件，使他们能够找到自己的解决方法，帮助来访者探究自己的内心，找到他们真正想要的东西以及得到这些东西的方法。

有时来访者会坚决否认他们的问题，需要别人帮他们正视这些问题。当你没有对来访者使用面质技术，SFBT难道不会忽视掉那些严重的问题吗?

对来访者使用面质技术是基于一个假设，即认为我们注意到了来访者生活中的一些问题而他们自己并没有注意到。因此，我们迫不及待地让来访者正视他们酗酒、愤怒情绪以及虐待型的抚养方式等，我们看到的这些问题的不良后果。然而，面质常常使来访者进入一种防御状态，使治疗师陷入一种尴尬境地，甚至会产生反作用。有一项研究（Miller,Benefield & Tonigan,1993）发现,治疗过程中让有酒精依赖的人正视他们酗酒的后果，在治疗结束后会导致其酗酒问题更严重，而不是减轻。

那么，当来访者看起来并没有意识到，或否认他们生活中有害的状况时，治疗师要做些什么呢？一个有效的策略是询问情境性问题。例如，“我知道你不认为你的坏脾气是一个问题。但是当你要表达愤怒情绪时，你觉得你的孩子会希望看到哪些不同？你的妻子呢？你的同事呢？”让来访者去细想他人对这些情况的看法，使他们不需要直接“拥有”这些看法就已经承认了当前的困境。在这些假设的环境中，来访者对自己的“面质”很有可能比治疗师所做的更有效且更有意义。

有关危险与安全的问题呢？如果来访者没有提到这些问题，或者认为他们不重要，SFBT的治疗师是不是就会忽视安全问题呢？

这又是一个严重的误解，源于这样一种假设，即如果我们不“强调”它，就是在以某种方式忽视它。但事实与此恰恰相反，SFBT成功地应用于家庭暴力罪犯的心理干预（Lee,Sebold,& Uken,2003）、儿童福利机构中儿童虐待与忽视的调查研究工作(Berg & Kelly,2000)、对监狱中服刑的罪犯进行训练（Walker,Sakai,& Brandy,2006）、对吸毒者的治疗（Berg & Miller,1992；Berg & Reuss,1997；McCollum & Trepper,2001）、对那些因DUI(酒/吸毒后驾车)而感到内疚的人及其他很多人群进行心理干预。SFBT成为管理非传统学校（a hernative high Schools）的基本政策，这使学校管理有显著的成功率（Streeter & Franklin,2002）,甚至还应用于初、高中特殊教育人群的中途辍学预防方案中。基于SFBT的理念所制订的针对有自杀倾向青年的自杀防御计划也被证实是有效的。

SFBT与其他疗法的不同之处就在于，SFBT的治疗师尽量利用来访者自己维护自身安全的主意与构想，不考虑来访者所提问题的实质，不考虑来访者是否被迫将寻求治疗当作被关禁闭或承受更糟的惩罚的替代选择。因苏・金・伯格和他的大学同学在儿童虐待与忽视领域（Berg &

Kelly,2000；De Jong & Berg,1998）做了许多的工作，对许多社会工作者进行了培训，使他们会询问来访者或其他人，包括处于危险之中的儿童一系列问题，引导他们说出为了维持并提高自己的安全等级，在需要的环境下，大部分是在日常生活中，他们想要或者需要做些什么。因为SFBT是基于一个假设，即来访者是他们自己生活的专家。所以我们总是只针对于他们自己所设定的安全等级进行干预，无论这个等级有多低；接着会想办法帮助来访者提高现有的安全等级。因此，这成了来访者自己的解决方法，而不是由外力强加于来访者的干预方式。我们认为告诉来访者该做什么是不尊重他的表现，并有损于他们的尊严。另外，从务实的角度考虑，当他们自己的想法发生了改变，大部分人会在未来尽可能长的时间里去尽可能多地改变自己；而当他们违背了自己的意愿，被迫发生改变时，大部分人会在未来尽可能短的时间里去尽可能少的改变自己。

比如，一位心理医生治疗一位想重新恢复一段受虐关系的女士，他或许会不由自主地想把这位女士看成是没有能力为她自己或她的孩子作出正确决定的人，他很可能会屈从于这种想法，因此责备、教导她，并主张她离开这段关系。然而，如果抱着想要知道来访者决定背后的想法的心态来处理同一个问题，治疗师或许会说："你想回到那个你认为非常危险的环境中去，对于这一点你肯定有一个非常好的理由，我想知道你的这个理由是什么？"这种处理方式让我们以一种完全不同的方式去了解她的"逻辑"思路，她认为对自己和孩子来说最为重要的是什么以及她希望自己和孩子的未来是什么样的。对来访者来说，让她自由选择比告诉她应该做什么更能增强她的力量与信心。对于那些处在受虐关系中的人来说，她最不愿意的就是他人试图把自己的想法或解决方法强加给她。此外，这还意味着原本已经处在非常有失尊严的环境中身心受伤的她又一次受到了侮辱。我们不认为她只能两者取其一，相反，我们认为这是可以两者兼顾的，即她可以在维护尊严的同时也作出有利于自己和孩子的决定。治疗师需要思考如何制定出一个符合来访者的经历及现实生活的详细安全计划。此外，可以通过提出评量问句来有效的表现出来访者的小进步，而不是在她几乎处于极大压力中时，试图让她有巨大的改变。

有关于诸如报告儿童虐待这样的社会控制问题呢？

在美国的几个州以及许多欧洲和亚洲国家，因苏·金·伯格已经与许多儿童保护机构一起做了大量的工作，她调整了SFBT准则，使之更好地广泛应用于合法托管（非自愿）的来访者的干预之中。

需要记住的是，当你使用诸如“社会控制”这样的词语时，就意味你的问题背后还有一层意思，那就是某些机构的“社会控制”职能与SFBT的准则有冲突。正如整个书中所强调的，SFBT主张心理医生在涉及来访者对未来更好生活的愿望与设想时，要符合来访者自己对此的想象。我们从未见过一个来访者跟我们表示自己喜欢“被迫”来我们这里，因苏也从没听说过有来访者喜欢儿童保护工作者突然造访。即使是在这个“令人意外”的造访中，当被问及什么会使他们的生活有一点点改善时，大部分来访者通常都会回答说，“就你个人而言，我确实没有什么不满，你看起来是个好人，但我只想让你永远离开我的生活。”当然，当条件合适时，了结案子是这些机构的目标，因此，直接将来访者想要的与服务机构想要的联结起来就可以形成一个共同的目标。必须从各方面采取一些明确的措施来完成“让你们离开彼此的生活”这一共同目标。大量的谈判都在这一共同目标的前提下成为可能，当你开始认真聆听来访者的想法时，他们会说出，如果你离开，会如何使他的生活有所改善，他会告诉你何时、何地、谁、以怎样的方式呈现出怎样的改变，谁会第一个注意到这些改变以及他们对这些改变会有哪些反应，你必须要坚持不懈地去聆听这些方法，此时就会出现良好的工作成效。

即使有必要将儿童与无能力对其进行恰当照顾的父母分离时，也会有两种不同的方式去做这件事，一种方式基于对那些父母的尊重，另一种方式基于对那些父母的贬低、傲慢与惩罚。例如，一个人可以“因为我们都想让你的孩子安全”或“因为你是个不称职的家长”两种不同的原因将儿童与其父母分离。大部分不能遵循妥善抚养的社会标准的家长或看护者都痛苦地知道自己无法达到这些标准。重点是要找到解决这些困境的方法，而不是责怪他们不足以胜任父母的角色。因苏从没有遇到哪个家长故意想让自己孩子的生活比当前更糟。事实上，大部分的家长希望他们的孩子能比现在过得更好。在我们帮助这些家长达到社会或团体的共同标准时，认为他们必然会转变的想法要比对其进行“社会控制”更有用。

SFBT与其他疗法

SFBT不就是……的一种变体吗?

学习SFBT(或其中的新内容)的人常常试图把它套进一个现有的模式中。在研讨会中，人们会询问SFBT是否只是另一个他们已经知道并使用过的疗法的一种变体，建立两种事物之间的连接，将新知识放入一个现有的框架中，会给人安心且熟悉的感觉。尽管争论各种疗法的异同或许是有一些学术性的理由，但是过于迅速地将SFBT套进一个现有的模式中的做法是有些危险的。掩盖其任何可能存在的显著差异的同时就强调了他们的相似之处。比如，SFBT常被说成是认知行为疗法（CBT）的一种变体，显然，SFBT与CBT一样关注于思想和行动，但是CBT给来访者制定规则并进行指导的特点与SFBT的理念形成鲜明的对比，SFBT深信来访者应该选择他们自己的目标，并用自己的方式达到这些目标。认为SFBT仅仅是CBT的一个变体的想法或许掩盖了这一基本的不同之处。禅宗关于初心的思想有助于我们理解这个问题，专家之所以很难再学习新的知识，是因为他们的头脑中充满了关于世界模样的地图和臆断；另一方面，初学者在学习过程中带有较少的成见，也更有可能清楚地看到新的信息。我们建议那些将要学习SFBT(或其他任何知识)的人，要尽量运用最佳的初心来应对学习任务。如果新的方法被证明是不足的，那么人们可以随时再用老的方法。

我能把SFBT与……结合起来吗？

这通常是上一个问题的姐妹问题。要注意到当我们把初心当作学习新方法的一个好的立足点推荐给大家时，并没有推荐大家完全地遗忘已有的知识。许多其他疗法中的技术可以在SFBT的框架内使用并达到良好的效果。举个例子，伊冯受过埃里克森催眠技术的训练，在与玛格丽特的会谈中，她会在提出奇迹问句时用一些催眠意象。但是，有些技术需要治疗师持有指导式或专家式的态度，或者会损害来访者决定咨询导向的能力，这些都与SFBT要求不一致，如果治疗师想要维持焦点解决的立场，就不应该使用这些技术。

现在是个好机会，让我们来谈谈在人们把SFBT用作其主要的治疗方法的过程中，会经历的几个阶段。皮克特与多伦（2003）提出了采用SFBT的3个水平。

第一个水平包括将一些焦点解决技术纳入其现有的治疗方法中，之前所用的疗法依旧占主导地位。因此，一个主要使用行为疗法的治疗师听到一对做咨询的夫妻报告说这一周他们都相处得很好时，可能会认为这是一个“特例”，并提出一系列问题询问他们双方是如何促成这一非典型结果的。接着，治疗师或许会缩小范围，集中询问他们是如何利用自己交给他们的冲突解决技巧来达到这一良好结果的。尽管注意到了一个“特例”并对此进行了详谈，但行为技巧训练依旧是他的主要治疗方法。

第二个水平是把SBFT的技术及核心理念作为治疗的基础。这样一来，治疗师就会呈现出本书中所提到过的特点——由来访者引导，咨询师通过回避专家角色使来访者获得自主选择的权利。

第三个水平，皮克特与洛伦认为处在这一水平的人已经把SFBT的核心理念当作一种人生哲学——不仅仅普遍应用于咨询室的工作中，还应用于机构的运作方式中，与同事的相处方式中以及个人的生活方式中。当然，这些并不在这本书要探讨的范围之内。

咨询风格

你似乎一直都在提问，难道来访者不会对那些问题感到厌烦吗？

提问确实是SFBT的重要组成部分，很难想象没有提问的咨询会是什么样子，但需要记住的是，提出的问题会有许多种——风格与内容都各不相同。有些问题的提出是治疗师给来访者讲授一些自己认为他们有必要知道的内容的一种手段，比如，“如果你继续每晚下班回来都喝一箱酒，你认为你的婚姻将会出现什么状况？”这样一个问题并不旨在寻求信息，治疗师显然清楚地知道来访者继续酗酒的后果是什么，只是用一个问题来促使来访者自己把它说出来。这种问题通常会使来访者由于害怕给出回答会对自己不利而迟迟不作回答。比如，针对酗酒问题回答说“我的妻子很可能会离开我”，这就使他可能要面对一种情况，即有人告诉他继续喝酒是非常愚蠢的事情。尽管这或许是事实，但是，当有人提出这种问题，以此来证明自己比来访者更清楚他应该做什么的时候，对来访者来说，向这个人承认这样一个事实是很难的。

从更细微的水平上看，我们关于“什么对来访者是最好的”这个问题的想法，都将展现在我们的问题中，那么这就使得来访者不得不考虑我们的想法或想要的东西。让来访者去想他们想要什么就足够了，我们的参与只会给他们添乱。当我们成功地不为来访者安排生活（有时我们可以有这样的渴望，但可能永远都不会真正这样做），就会向来访者传达出我们对他有信心，即相信他有能力操纵自己的人生。

其他的问题——并且是SFBT的大部分问题都有可能归在这一类——只是真诚地想要了解来访者的想法，并不会事先想好什么样的回答可能是“对的”或者“更好一些”。在与罗伯特和他妈妈的会谈中，史蒂夫问道，“再问一个相关的问题，可以吗？它（胃部疼痛）要在7.5这个等级持续多久才能让你确定这个改善是永久性的？或者其他的什么方法——其他的什么东西能让你确定这是个永久性的改善？”这就是旨在寻求信息的问题，来访者会对这个问题有其特有的回答，史蒂夫对此真的很有兴趣，回答“30分钟”与回答“6个月”对他来说一样有用，且一样“真实”。在这些问题中，并没有微妙地加入我们自己的想法，真诚地提出这些问题，只是为了帮助我们了解来访者的想法，因此很少会使来访者感到愤怒。有人或许会觉得这些问题有些困难，因为他们所问的内容或许是来访者之前从未想过的，但这些问题不太可能导致来访者对咨询师发火。

SFBT似乎是一个进程缓慢的疗法，来访者必须要思考许多问题，我所在的机构让我在短时间内获得大量的评估数据，我没有时间进行焦点解决。

有时，人们以为SFBT的节奏从容或缓慢，当来访者需要花一些时间来回答治疗师所提出的问题时，确实是这样的。事实上，来访者不能马上作出回答往往是一个好的标志，因为这意味着他们需要以一种新的或是不熟悉的方式进行思考，有时，这种节奏看起来与某个机构的要求或咨询师想要快速收集大量信息的想法并不一致，但我们鼓励咨询师要多帮助来访者思考！尽管收集信息很重要，但与之相比，给来访者新的机会去展望未来，并为实现这一理想而制订计划也同样重要，甚至会更为重要一些。当面对来访者的一长串问题时，一些治疗师觉得他们必须在会谈过程中涉及大量内容，才能确保他们注意到了来访者的所有问题。所有的SFBT的治疗师的理念之一是咨询过程中任何一个小小改变，都可以在来访者的生活中引起一连串巨大的变化。因此，从长远来看，认真努力地帮助来访者展望未来并作出改变，要比试图涉及许多领域有更好的成效。并且，在询问焦点解决的问题的过程中，自然会出现大量信息。如果机构条款中要求收集某些特定的信息以便为来访者建立档案，那你最好简单地告诉来访者你会在第一次会谈开始的时候用几分钟问一些必要的问题，之后你们会以更轻松的方式讨论他们的问题。

我认为SFBT只是一种临时解决问题的方式，深层次的感受与问题怎么处理呢？

这取决于你认为深层次所代表的含义是什么。正如我们之前提到的，

SFBT会避免详细地描述消极心理状态，那么从传统的意义上来说，SFBT涉及的并不是“深层次”的内容。但是SFBT所认为的深层次的内容是要深入了解来访者日常生活以及他或她想在生活中看到怎样的变化。这看起来很矛盾，为了能够更深入地了解来访者的生活及其想得到的结果，治疗师必须要停留在表面，这对咨询师来说是一种挑战。这么做很困难，那是因为我们拥有一个在文化与专业领域都根深蒂固的观念，即世界上所有的行为都是从个体私有的内在状态中发展出来的。SFBT不仅仅质疑这一假定的联系，还质疑内心世界与外在表现之间的区别，以及情绪、认知与行为之间的区别。因此，从SFBT的观点看来，对来访者的日常生活有具体且细致的了解就是“深层次”的。

拿什么来证明SFBT有效?

关于SFBT的研究越来越多了。金格里奇和艾森加特（2000）评述了15个检测SFBT的疗效的相关研究，这些研究的实验控制水平都有所不同，其中有5个研究被评定为来访者的问题得到了十分有效的控制，他们都表明SFBT有显著的积极效果。金格里奇一直都在他的网页上更新自己对相关研究结果的评论（www.gingerich.net）。截至2001年，他已经评述了18个关于SFBT的研究结果，其中有7个研究被评定为来访者问题得到了有效的控制。在这18个研究中，17个都表明SFBT有积极的效果。尽管在某种程度上关于SFBT有效性的质疑依旧存在，但是必然会有越来越多的证据表明它是有效的。

SFBT的乐趣是什么？难道不能用计算机来进行SFBT吗？

SFBT听起来有点无聊，不断地提出奇迹问句有什么乐趣呢？

或许这是个人爱好问题。有些人喜欢一个人数众多的爵士乐队的耀眼光芒，而有人觉得一个爵士三人组更符合他们的胃口。尽管没人会否认多乐器组乐队的和弦曲会让人很感兴趣，但是由钢琴、贝斯、鼓发出的变幻无穷的声音也同样引人入胜。那些被SFBT所吸引的人或许更像是那些喜欢爵士三人组的人。SFBT中的创造力和艺术感来自学着在这个疗法所要求的框架中进行咨询以及帮助来访者从他们每天生活的旋律中创造出杰作。尽管这个疗法或许没有"伴舞乐队"疗法那样的张力，但并不缺乏创造力或满足感。

治疗师在做SFBT时会有哪些体验？

我们两个（EM和TT）花了几年时间对药物滥用顾问进行培训，使他们能用SFBT对吸毒者的家庭进行干预。他们中的大多数人扩展了这一模式的应用，还将其用在了他们个人与团体的工作中。每次我们对这些人进行培训与指导时都会注意到一个相同的现象，几个月之后，当他们开始对这一模式感到满意的时候，就会开始报告一些工作中新的兴趣点并且工作倦怠的感觉有所减少。一位顾问告诉我，他为青年人办了一个团体咨询，当他开始帮助他们思考将来的成功而不是过去的失败时，参与人数急速增长，这些孩子让他更加愉快，并从中得到了很多乐趣。另一位顾问报告说当他承认了吸毒者家庭的力量，他们看起来放心了，并且愿意更努力地帮助吸毒者。

1月份的某一天，我指导的一位顾问很好地总结了这个不同。"那是我这些年来过得最好的圣诞节，"她告诉我，"以前，我总是很担心，怕我的某个来访者会重返故态，当我注意到假期中的所有诱惑时——办公室聚会，到处都是的酒水广告，新年前夜，我发现自己一直都在想我的来访者。今年，我意识到我的来访者有能力使自己不重返故态，那是他们必须要做的事情，我就对此没有那么大的压力了。他们知道自己要做什么。”

这位顾问并没有退缩到工作倦怠的愤世嫉俗、对工作没有兴趣的状态中去。她依旧非常关心她的来访者。区别就在于她对于来访者及自己与他们一起做咨询的信心在不断增长。SFBT建议来访者与咨询师之间要建立更为平等的伙伴关系，在这种关系中，来访者可以与治疗师做一样多的“举重”（比喻意为艰难的工作），甚至会比咨询师做得更多。当你感觉自己不再担负着转变来访者这一职责时，就会很容易成为一个将要作出改变的人的有趣且富有同情心的伙伴。

总　结

首先，非常感谢你加入我们这个关于SFBT的研讨会中来。我们真诚地希望你已经发现它是有用的，并且以后也会继续这么认为。看录像带，一起讨论，做饭，聚餐、喝白酒和啤酒，分开写作，而有时又会聚在一起写，一大堆的邮件，这些写书过程中的点点滴滴都让我们乐在其中。

自从1989年我与马蒂亚斯・马尔加・冯・齐伯德(逻辑与哲学教授，慕尼黑大学)相识以来，我们围绕维特根斯坦的话题进行了多次讨论，涉及内容非常广泛，这使我越来越确信维特根斯坦描述世界的方式——著作中所用的语言——非常适合焦点解决治疗师，能够为其学习这一疗法提供很大的帮助，在我们这个持续的讨论中，我发现维特根斯坦的思想很有助于描述我们在做什么。作为一个老师和教练，我们描述得越清晰，就越容易帮助人们学习如何使用SFBT，因此，在会谈部分的章节以及讲述情绪部分的章节中，散布着从维特根斯坦著作中所引用的话语。我们猜想你或许已经发现这些引用的内容既有趣又能澄清问题。

我希望你会认为这整本书对你有所帮助，并从中获得一些乐趣，但不仅仅是乐趣哦。

史蒂夫・德・沙泽尔

2005年6月

参考文献

Berg, I. K. & Dolan,Y . (2001). *Tales of solutions: A collection of hope-inspiring stories.* New York: Norton.

Berg, I. K. & Kelly, s. (2000). *Building solutions in child protective services.* New York: Norton.

Berg, I. K. & Miller, S. (1992). *Working with the problem drinker: A solution-focused approach.* New York: Norton.

Berg, I. K. & Reuss, N. (1997). *Solutions step by step: A substance abuse treatment manual.* New York: Norton.

Bouveresse, J. (1995). *wittgenstein reads Freud: The myth of the unconscious* (trans. T. Cosman). Princeton: Princeton University Press.

Cade, Brian (1997). E-mail to The Solution-Focused Therapy Mailing List and Network, May 17.

Cantwell, P. & Holmes, S. (1994). Social construction: A paradigm shift for systemic therapy and training. *Australia and New Zealand Journal for Family Therapy,* 15(1), 17-26.

Caufman, L. (2001). Challenging the family business: The relational dimension. *Scandinavia Journal of Organizational Psychology,* 2, 1-12.

De Jong, P. & Berg, I. K. (1998). *Interviewing for solutions.* Pacific Grove, CA: Brooks/Cole.

de Shazer, S. (1985). *Keys to solution in brief therapy.* New York: Norton.

de Shazer, S. (1988). *Clues: Investigating solutions in brief therapy.* New York: Norton.

de Shazer,S. (1991). *Putting difference to work.* New York: Norton.

de Shazer, S. (1994). *Words were orininally magic.* New York: Norton.

de Shazer, S. & Isebaert, L. (2003). The Bruges model: Asolution-focused approach to problem drinking. *Journal of Family Psychotherapy,14,* 43-52.

Dolan, Y. (1991). *Resolving sexual abuse: Solution-focused therapy and Ericksonian hypnosis for adult survivors.* New York: Norton.

Dolan, Y. (1998). *One small step: Moving beyond trauma and therapy to a life of joy.* New York: Papier Mache Press.

Eakes, G., Walsh, S., Markowski, M., Cain, H., & Swanson, M. (1997). Family-centered brief Solution-focused therapy with chronic schizophrenia: A pilot study. *Journal of Family Therapy*, 19, 145-158.

Fogelin, R. J. (1996). Wittgenstein' s critique of philosophy. In H. Sluga and D. G. Stern (Eds.), *The Cambridge companion to Wittgenstein.* Cambridge: Cambridge University Press.

Gingerich, W. J. & Eisengart, S. (2000). Solution-focused brief therapy: A review of the outcome research. *Family Process,* 39, 477-498.

Glock ,H-J. (1996). *A wittgenstein dictionary.* Oxford: Blackwell.

Godzich, W. (1986). Introductiom in de Man, P. *The resistance to theory.* Minneapolis: University of Minnesota Press.

Haley, J. (1973). *Uncommon therapy: The psychiatric techniques of Milton H. Erickson, MD.* New York: Norton.

Kiser, D. J., Piercy, F. P., & Lipchik, E. (1993). The integration of emotion in solution-focused therapy. *Journal of Marital and Family Therapy,* 19, 233-242.

Lee, M. Yi, Sebold, J., & Uken, A. (2003). *Solution-focused treatment of domestic violence offenders: Accountability for solutions.* London & New York: Oxford University Press.

McCollum, E. E. & Trepper, T. S. (2001). *Creating family solutions for substance abuse*. New York: The Haworth Press.

Miller, W. R., Benefield, R. G., & Tonigan, J. S. (1993). Enhancing motivation for change in problem drinking: A controlled comparison of two therapist styles. *Journal of Consulting and Clinical Psychology,* 61, 455-461.

Pichot, T. & Dolan, Y. (2003). *Solution-focused brief therapy: Its effective use in agency settings*. New York: The Haworth Press.

Rhodes, J. & Ajmal,Y. (2001). *Solution-focused thinking in schools*. London: BT Press.

Staten, H. (1984). *Wittgenstein and Derrida*. Lincoln: University of Nebraska Press.

Streeter, C. L. & Franklin, C. (2002). Standards for school social work in the 21st century. In A. R. Roberts and G. J. Greene (Eds.), *Social workers' desk reference*. New York: Oxford University Press.

Stroll, A. (2002). *Wittgenstein*. Oxford: Oneworld Publications.

Sulloway, F. J. (1979). *Freud, biologist of the mind: Beyond the psychoanalytic legend*. New York: Basic Books.

Walker, L., Sakai, T., & Brady, K. (2006). Restorative circles: Areentry planning process for Hawaii inmates, *Federal Probation Journal* 70(2), 1-9.

Watzlawick, P., Weakland, J., & Fish, R. (1974). *Change: Principles of problem formation and problem resolution*. New York: Norton.

Weiner-Davis, M. (1993). *Divorce-busting: A step-by-step approach to making your marriage loving again*. New York: Fireside.

Williams, M. (2002). *Wittgenstein, mind and meaning: Toward a social conception of mind*. London: Routledge.

Key to the works of Ludwig Wittgenstein

BBB Wittgenstein, L. (1958). *The blue and brown books.* Cambridge: Basil Blackwell.

CV Wittgenstein, L. (1984). *Culture and value* (trans. P Winch). Chicago: University of Chicago Press.

L&C Wittgenstein, L. (1972). *Lectures & conversations on aesthetics,Psychology, and religious belief.* Ed. C. Barrett, Berkeley: University of California Press.

LWPP Wittgenstein, L. (1982). *Last writings on the philosophy of psychology.* Volume One (trans, C. G. Luckhardt & M. A. E. Aue). Eds. G. H. von Wright & Heikki Nyman. Chicago:University of Chicago Press.

PI Wittgenstein, L. (1958). *Philosophical investigations* (trans. G. E. M. Anscombe). New York: Macmillan.

PR Wittgenstein, L. (1975). *Philosophical remarks* (trans. R. Hargreaves & R. White). Ed. R. Rhess. Chicago: University of Chicago Press.

RPP1 Wittgenstein, L. (1980). *Remarks on the philosophy of psychology, Vol.* Ⅰ (trans. G. E. M. Anscombe). Eds. G. E. M. Anscombe & G. H. von Wright. Chicago: University of Chicago Press.

RPP2 Wittgenstein, L. (1980). *Remarks on the philosophy of psychology, Vol.* Ⅱ (trans. G. E. M. Anscombe). Eds, G. E. M. Anscombe & G. H. von Wright. Chicago: University of Chicago Press.

T Wittgenstein, L. (1962). *Tractatus logico-philosophicus* (trans. C. K. Ogden). London: Routledge.

Z Wittgenstein, L. (1970). *Wittgenstein: Zettel* (trans G. E. M. Anscombe & G. H. von Wright). Ed. G. E. M. Anscombe. Berkeley: University of California Press.

鹿鸣心理（心理治疗丛书）书单

书名	书号	出版日期	定价
《生涯咨询》	ISBN:9787562483014	2015年1月	36.00元
《人际关系疗法》	ISBN:9787562482291	2015年1月	29.00元
《情绪聚焦疗法》	ISBN:9787562482369	2015年1月	29.00元
《理性情绪行为疗法》	ISBN:9787562483021	2015年1月	29.00元
《精神分析与精神分析疗法》	ISBN:9787562486862	2015年1月	32.00元
《认知疗法》	ISBN:待定	待定	待定
《现实疗法》	ISBN:待定	待定	待定
《行为疗法》	ISBN:待定	待定	待定
《叙事疗法》	ISBN:待定	待定	待定
《接受与实现疗法》	ISBN:待定	待定	待定

鹿鸣心理（心理咨询师系列）书单

书名	书号	出版日期	定价
《接受与实现疗法：理论与实务》	ISBN:9787562460138	2011年6月	48.00元
《精神分析治愈之道》	ISBN:9787562462316	2011年8月	35.00元
《中小学短期心理咨询》	ISBN:9787562462965	2011年9月	37.00元
《叙事治疗实践地图》	ISBN:9787562462187	2011年9月	32.00元
《阿德勒的治疗：理论与实践》	ISBN: 9787562463955	2012年1月	45.00元
《艺术治疗——绘画诠释：从美术进入孩子的心灵世界》	ISBN:9787562476122	2013年8月	46.00元
《游戏治疗》	ISBN:9787562476436	2013年8月	58.00元
《辩证行为疗法》	ISBN:9787562476429	2013年12月	38.00元
《躁郁症治疗手册》	ISBN:9787562478041	2013年12月	46.00元
《以人为中心心理咨询实践》（第4版）	ISBN:9787562486862	2015年1月	56.00元
《焦虑症和恐惧症——一种认知的观点》	ISBN:9787562491927	2015年8月	69.00元
《超越奇迹：焦点解决短期治疗》	ISBN:9787562491118	2015年9月	56.00元

图书在版编目（CIP）数据

超越奇迹：焦点解决短期治疗 /（美）沙泽尔（Shazer，S.），（美）多兰（Dolan，Y.）等著；雷秀雅等译.—重庆：重庆大学出版社，2015.9（2022.8重印）
（心理咨询师系列）
书名原文：More Than Miracles：The State of the Art of Solution-Focused Brief Therapy
ISBN 978-7-5624-9111-8

Ⅰ.①超… Ⅱ.①沙… ②多… ③雷… Ⅲ.①精神疗法 Ⅳ.①R749.055

中国版本图书馆CIP数据核字（2015）第112354号

超越奇迹——焦点解决短期治疗

[美] 史蒂夫·德·沙泽尔 等 著
雷秀雅 刘 愫 杨 振 译

鹿鸣心理策划人：王 斌
责任编辑：王 斌 敬 京　　版式设计：王 斌
责任校对：谢 芳　　责任印制：赵 晟

重庆大学出版社出版发行
出版人：饶帮华
社址：（401331）重庆市沙坪坝区大学城西路21号
网址：http://www.cqup.com.cn
重庆市正前方彩色印刷有限公司印刷

开本：720mm×1020mm 1/16 印张：15.5 字数：214千
2015年9月第1版 2022年8月第5次印刷
ISBN 978-7-5624-9111-8 定价：56.00元

More Than Miracles: The State of the Art of Solution-focused Brief Therapy, by Steve de Shazer & Yvonne Dolan, ISBN: 0789033984

版贸核渝字（2009）第 132 号